全国普通高等中医药院校药学类专业第三轮规划教材

药物化学实验（第3版）

（供药学、药物制剂、制药工程、生物制药、临床药学等相关专业用）

主　编　刘玉红　韩　波

副主编　徐　伟　李铭东　李艳杰　张艳春　葛广波

编　者　（以姓氏笔画为序）

马　艳（山东中医药大学）　　　　年　永（南京中医药大学）

刘玉红（山东中医药大学）　　　　牟佳佳（天津中医药大学）

李艳杰（长春中医药大学）　　　　李铭东（江西中医药大学）

张艳春（安徽中医药大学）　　　　陈桂荣（辽宁中医药大学）

罗　翔（广州中医药大学）　　　　柯博文（四川大学华西医学中心）

徐　伟（福建中医药大学）　　　　黄　维（成都中医药大学）

葛广波（上海中医药大学）　　　　韩　波（成都中医药大学）

傅榕赓（湖南中医药大学）　　　　谢允东（陕西中医药大学）

赖　昕（福建中医药大学）

中国健康传媒集团

中国医药科技出版社

内 容 提 要

　　《药物化学实验》为"全国普通高等中医药院校药学类专业第三轮规划教材"之一。全书共四章，分别为药物化学实验基础知识、药物合成实验、中药成分全合成或结构改造实验、综合设计性实验。本教材内容上融入了最新的教育理念、科研成果和实践经验，既贴近实际应用，又符合教育教学的要求。

　　本教材实用性强，主要供全国普通高等中医药院校药学类相关专业使用，也可作为医药行业考试与培训的参考用书。

图书在版编目（CIP）数据

药物化学实验/刘玉红，韩波主编. —3 版. —北京：中国医药科技出版社，2023.12

全国普通高等中医药院校药学类专业第三轮规划教材

ISBN 978 – 7 – 5214 – 3981 – 6

Ⅰ. ①药…　　Ⅱ. ①刘… ②韩…　　Ⅲ. ①药物化学 – 化学实验 – 中医学院 – 教材　　Ⅳ. ①R914 – 33

中国国家版本馆 CIP 数据核字（2023）第 140215 号

美术编辑　陈君杞

版式设计　友全图文

出版　**中国健康传媒集团** | 中国医药科技出版社

地址　北京市海淀区文慧园北路甲 22 号

邮编　100082

电话　发行：010 – 62227427　邮购：010 – 62236938

网址　www.cmstp.com

规格　889mm × 1194mm $^1/_{16}$

印张　6

字数　173 千字

初版　2015 年 2 月第 1 版

版次　2024 年 1 月第 3 版

印次　2024 年 1 月第 1 次印刷

印刷　北京市密东印刷有限公司

经销　全国各地新华书店

书号　ISBN 978 – 7 – 5214 – 3981 – 6

定价　**39.00 元**

获取新书信息、投稿、为图书纠错，请扫码联系我们。

出版说明

"全国普通高等中医药院校药学类专业第二轮规划教材"于2018年8月由中国医药科技出版社出版并面向全国发行，自出版以来得到了各院校的广泛好评。为了更好地贯彻落实《中共中央　国务院关于促进中医药传承创新发展的意见》和全国中医药大会、新时代全国高等学校本科教育工作会议精神，落实国务院办公厅印发的《关于加快中医药特色发展的若干政策措施》《国务院办公厅关于加快医学教育创新发展的指导意见》《教育部　国家卫生健康委　国家中医药管理局关于深化医教协同进一步推动中医药教育改革与高质量发展的实施意见》等文件精神，培养传承中医药文化，具备行业优势的复合型、创新型高等中医药院校药学类专业人才，在教育部、国家药品监督管理局的领导下，中国医药科技出版社组织修订编写"全国普通高等中医药院校药学类专业第三轮规划教材"。

本轮教材吸取了目前高等中医药教育发展成果，体现了药学类学科的新进展、新方法、新标准；结合党的二十大会议精神、融入课程思政元素，旨在适应学科发展和药品监管等新要求，进一步提升教材质量，更好地满足教学需求。通过走访主要院校，对2018年出版的第二轮教材广泛征求意见，针对性地制订了第三轮规划教材的修订方案。

第三轮规划教材具有以下主要特点。

1.立德树人，融入课程思政

把立德树人的根本任务贯穿、落实到教材建设全过程的各方面、各环节。教材内容编写突出医药专业学生内涵培养，从救死扶伤的道术、心中有爱的仁术、知识扎实的学术、本领过硬的技术、方法科学的艺术等角度出发与中医药知识、技能传授有机融合。在体现中医药理论、技能的过程中，时刻牢记医德高尚、医术精湛的人民健康守护者的新时代培养目标。

2.精准定位，对接社会需求

立足于高层次药学人才的培养目标定位教材。教材的深度和广度紧扣教学大纲的要求和岗位对人才的需求，结合医学教育发展"大国计、大民生、大学科、大专业"的新定位，在保留中医药特色的基础上，进一步优化学科知识结构体系，注意各学科有机衔接、避免不必要的交叉重复问题。力求教材内容在保证学生满足岗位胜任力的基础上，能够续接研究生教育，使之更加适应中医药人才培养目标和社会需求。

3.内容优化，适应行业发展

教材内容适应行业发展要求，体现医药行业对药学人才在实践能力、沟通交流能力、服务意识和敬业精神等方面的要求；与相关部门制定的职业技能鉴定规范和国家执业药师资格考试有效衔接；体现研究生入学考试的有关新精神、新动向和新要求；注重吸纳行业发展的新知识、新技术、新方法，体现学科发展前沿，并适当拓展知识面，为学生后续发展奠定必要的基础。

4.创新模式，提升学生能力

在不影响教材主体内容的基础上保留第二轮教材中的"学习目标""知识链接""目标检测"模块，去掉"知识拓展"模块。进一步优化各模块内容，培养学生理论联系实践的实际操作能力、创新思维能力和综合分析能力；增强教材的可读性和实用性，培养学生学习的自觉性和主动性。

5.丰富资源，优化增值服务内容

搭建与教材配套的中国医药科技出版社在线学习平台"医药大学堂"（数字教材、教学课件、图片、视频、动画及练习题等），实现教学信息发布、师生答疑交流、学生在线测试、教学资源拓展等功能，促进学生自主学习。

本套教材的修订编写得到了教育部、国家药品监督管理局相关领导、专家的大力支持和指导，得到了全国各中医药院校、部分医院科研机构和部分医药企业领导、专家和教师的积极支持和参与，谨此表示衷心的感谢！希望以教材建设为核心，为高等医药院校搭建长期的教学交流平台，对医药人才培养和教育教学改革产生积极的推动作用。同时，精品教材的建设工作漫长而艰巨，希望各院校师生在使用过程中，及时提出宝贵意见和建议，以便不断修订完善，更好地为药学教育事业发展和保障人民用药安全有效服务！

药物化学是药学类各专业重要的核心课，也是一门实践操作性强的课程。本实验教材为"全国普通高等中医药院校药学类专业第三轮规划教材"之一，为了落实党的二十大报告要求，内容编写立足于高等教育药学人才的培养定位，对接社会需求，适应行业发展，渗透环保、绿色、健康、安全的实验理念，培养学生理论联系实践的实际操作能力、创新思维能力和综合分析能力，为学生后续发展奠定坚实的实践能力基础。

全书共四章，第一章药物化学实验基础知识，主要介绍了实验室安全和基本操作技能知识；第二章药物合成实验，收录了药物化学理论教材中代表或经典药物的合成原理和方法；第三章收录了部分中药成分的全合成或结构改造实验，以体现中医药院校药学类专业的特点和优势；第四章综合设计性实验，通过药物合成路线的分析和设计，培养学生独立思考、自主解决问题的综合能力。

与上一版教材相比，本版教材更加注重药物化学实验的基础操作和规范，在第一章增加了药物合成常用反应装置、常用分离和纯化技术、常用的合成技术，附录增加了实验记录与报告格式规范。在广泛调研基础上，收录了23个药物的合成方法（保留上版教材的14个，调整了9个），确保了本版教材的实验项目具有实际应用性，与行业标准和需求保持一致。增设了综合设计性实验，培养学生批判性思维、创新能力、团队协作精神以及良好的职业道德和社会责任感。

本教材内容丰富、实用性强，主要供中医药院校药学、药物制剂、制药工程、生物制药、临床药学等相关专业使用，也可作为医药行业考试与培训的参考用书。

本教材的编写得到了所有编者及其所在单位领导的大力支持与帮助，在此一并表示衷心感谢。

由于编者学识水平有限，教材中难免存在疏漏与不足，欢迎广大同仁批评指正，以期日臻完善。

编　者
2023 年 9 月

CONTENTS **目录**

第一章　药物化学实验基础知识

◈ 第一节　实验室安全基础知识

一、实验室基本要求

药物化学实验是药学及相关专业的重要实践操作技能课程。为保证实验教学的正常进行，培养良好的实验作风，基本要求如下。

1. 进入实验室前必须经过必要的实验室安全培训，不得穿拖鞋；实验室内禁止使用手机，不得饮食。

2. 实验课前应认真预习实验内容，了解本次实验的目的要求，掌握实验原理，熟悉有关实验步骤、实验装置和注意事项，撰写预习报告，了解所用化学药品的"化学品安全技术说明书（MSDS）"。

3. 实验开始时，先清点仪器，如发现缺损应立即补领或更换。

4. 应严格按照老师的指导进行实验，不得随意更改实验步骤、仪器规格和试剂用量。取出的试剂不可再倒回原瓶中，以免带入杂质。取用完毕，立即盖上瓶塞或盖，归还原处。

5. 实验时应精神集中，认真操作，细致观察，如实进行实验记录，不得擅自离开实验场所。

6. 应注意保持实验室仪器与试剂摆放整齐，实验台上尽量不放与实验无关的物品。为防止杂物堵塞或腐蚀下水道或水槽，固体等废弃物应投到废物缸中，有机溶剂等废液用专用废液缸或桶收集后统一处置。

7. 实验完毕，及时整理实验台，保持桌面清洁，经指导老师检查后方可离开实验室，不得在实验室逗留。

8. 值日生负责实验室整体卫生清洁，离开实验室前关闭水源、电闸和门窗，经老师检查合格后方能离开实验室。

二、实验室安全知识

树立安全观念对于药物化学实验的顺利开展具有非常重要的意义。实验中经常会用到一些有毒有害、易燃易爆或具有腐蚀性的试剂、药品等危险化学品，如果使用不当，很容易发生中毒、着火、爆炸、烧伤等事故。为了保障人身安全，必须要严格遵守操作规程，掌握实验室基本安全知识，加强实施安全防范措施。

（一）用电安全

违章用电可能造成仪器设备损坏、火灾、人员伤亡等严重事故。实验室内电气设备的安装和使用，必须符合安全用电管理规定；对实验室内可能产生静电的装置要有明确标记和警示；手上有水时勿接触电器设备。如遇电线起火，立即切断电源，用沙或二氧化碳灭火器灭火，禁止用水或泡沫灭火器等导电液体灭火。

（二）化学药品

1. 防火

（1）常用的有机溶剂如乙醚、丙酮、乙醇等易燃易挥发，实验室内不可存放过多，操作时应远离火源，用后及时回收处理，不可倒入下水道，以免聚集引起火灾。

（2）金属钠、钾、铝粉以及金属氢化物要注意使用和存放，尤其不宜与水直接接触。

（3）如果不慎着火，应立即切断电源，采用适当方法扑救。小火可以迅速用防火毯或石棉布盖灭；有机物着火通常不能直接用水扑灭，因为有机物一般不溶于水或遇水发生化学反应引发更大事故；火势较大时根据起火原因选择使用灭火器。

干粉灭火器主要用于扑救有机溶剂等易燃液体、可燃气体和电器设备的初起火灾；二氧化碳灭火器常用于电器、精密仪器、较贵重设备的火灾及一般可燃性液体的初起火灾；泡沫灭火器适用于扑救木材、橡胶、纤维、非水溶性有机溶剂的火灾，不能用于水溶性可燃液体如醇、醛、酮等火情，也不能扑救带电电器的火灾。

2. 防爆

（1）防止可燃性气体逸出，保持室内通风良好。操作大量可燃气体时，严禁使用明火和可能产生电火花的电器。

（2）强氧化剂和强还原剂必须分开存放，使用时轻拿轻放，远离热源。

（3）久置的乙醚、四氢呋喃类溶剂，使用前应除去其中可能产生的过氧化物。

（4）反应回流装置或蒸馏装置等仪器安装正确，不能密封体系，造成反应体系压力升高。

3. 防灼伤

（1）碱灼伤：马上用大量水冲洗至碱性物质基本消失，再用1%～2%乙酸或硼酸溶液冲洗，冲洗后涂烫伤膏。

（2）酸灼伤：先用1%碳酸氢钠或纯碱覆盖，然后大量水冲洗，涂烫伤膏。

（3）溴灼伤：一般比较严重，应立即大量清水冲洗，再用医用酒精或2%硫代硫酸钠溶液清洗，涂甘油或鱼肝油软膏。

（4）热水烫伤，先用大量冷水冲洗或冰敷后，涂烫伤膏。

（三）其他

1. 着装

（1）必须按规定穿戴必要的工作服进行实验操作，不得穿拖鞋、短裤等进入实验室。

（2）进行使用危害物质、挥发性有机溶剂、特定化学物质或监管环保部门列入管制品的其他化学药品的实验，必须要穿戴防护具，如防护眼镜、防毒面具等。

（3）严禁戴隐形眼镜进行实验操作。

（4）需将长发及松散衣服妥善固定。

2. 药品领用、储存和操作规定

（1）领取药品时，确认容器上标示为需要的实验用药品，并看清药品危害标识。

（2）使用挥发性有机溶剂或强酸强碱性、高腐蚀性、有毒性的药品时，务必在通风柜中进行操作。

（3）高挥发性或易于氧化的化学药品须存放于冰箱中。

（4）实验产生的废弃物或剩余物用专用的容器收集后按照相关要求合理处置。

（5）不得将实验室的药品带出。

◎ 第二节 药物合成常用仪器与装置

一、常用玻璃仪器

药物化学实验室玻璃仪器包括标准磨口仪器和普通玻璃仪器。

标准磨口玻璃仪器，均按国际通用的技术标准制造。仪器的每个部件在其口塞的上或下显著部位均具有烤印的白色或红色标志标明规格。常用的有10、12、14、16、19、24、29、34、40等。有的标准磨口玻璃仪器有两个数字，如10/30，10表示磨口大端的直径为10mm，30表示磨口的高度为30mm。实验室常见玻璃仪器分类见表1-1。

表1-1 常见玻璃仪器分类

类别	仪器名称	用途
管件类	试管、比色管、离心试管、玻璃棒、毛细管等	
量器类	量杯、量筒、容量瓶、移液管、滴定管、微量滴定管、比重瓶等	量取液体、定量操作液体
烧器类	烧杯、锥形瓶、圆底烧瓶、梨形烧瓶、平底烧瓶、平底蒸发皿、圆底蒸发皿等	实现加热、蒸发等操作
容器类	广口瓶、细口瓶、集气瓶、下口瓶、过滤瓶、抽滤瓶、干燥瓶、玻璃水槽、标本缸、染色缸、克氏瓶、玻璃比色皿、玻璃乳钵等	盛装实验药品、试剂、中间产物、产物和废物等
漏斗类	分液漏斗、恒压滴液漏斗、漏斗、安全漏斗、锥形漏斗等	分液、加料、过滤等
测量类	密度计、压力计、温度计、乙醇密度计、干燥温度计等	测量温度、密度、湿度等
蒸馏类	蒸馏烧瓶、分馏烧瓶、蒸馏水器、三口烧瓶、四口烧瓶、标准组合烧瓶、浓缩器、旋转蒸发器等	反应、回流、蒸馏、蒸发等
冷凝类	球形冷凝管、直形冷凝管、蛇形冷凝管、刺形冷凝管、螺旋形冷凝管等	与蒸馏器配合使用

标准磨口玻璃仪器是根据国际通用的技术标准制造的，选配方便且密封效果好。实验室常用的玻璃仪器见图1-1。因磨口编号不同而无法直接连接时，可通过不同编号的磨口接头（亦称变径接头）使之连接起来。

使用磨口仪器时应注意：①保持磨口表面的清洁；②一般使用时无需润滑剂，必要时（如遇强碱）在磨口处涂润滑剂；③用后立即拆卸、洗净，各个部件分开存放；④装配仪器时，应按照先下后上、先中间后两旁的顺序，并保证磨口连接处不受到压力。

二、常用装置

1. 加热反应装置 药物合成反应通常需要在加热的条件下进行，常用的反应装置如图1-2和图1-3所示。

图1-2（a）是最基本的加热反应装置，由磁力加热搅拌器（带控温系统）、油浴锅、三颈瓶、温度计、球形冷凝管搭建组成。根据反应要求，也可选用水浴、空气浴（电热套）等不同加热方式。由于反应物间很多时候不能互溶，一般加入磁子进行磁力搅拌，保证物料混合均匀，利于反应进行。图1-2（b）是滴加回流冷凝装置，为防止反应过于剧烈或控制反应物的选择性等，采用恒压滴液漏斗将反应物料逐渐滴加入反应瓶。图1-2（c）在冷凝管上方加装有氯化钙的干燥管，防止空气中的湿气侵入，用于反应体系不宜进入水的反应。图1-2（d）安装了气体吸收装置，用于反应过程中有刺激性或有毒有害气体产生的反应。

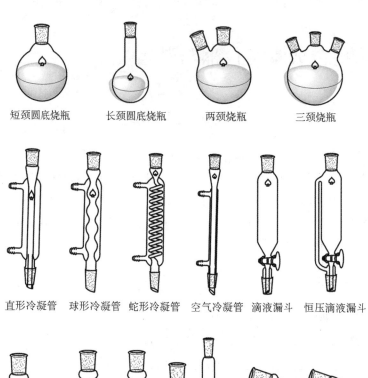

短颈圆底烧瓶　　长颈圆底烧瓶　　两颈烧瓶　　三颈烧瓶

直形冷凝管　球形冷凝管　蛇形冷凝管　空气冷凝管　滴液漏斗　恒压滴液漏斗

蒸馏头　　二口连接管　　克氏蒸馏头　　接收管　　真空接收管

梨形分液漏斗　　球形分液漏斗　　抽滤瓶　　分水器　　变径接头

图1-1　常用玻璃仪器

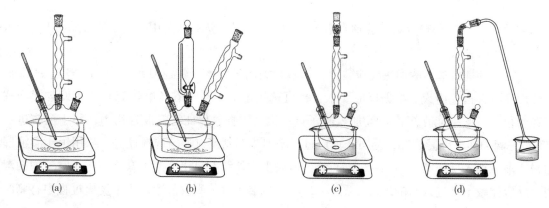

(a)　　　　　　　(b)　　　　　　　(c)　　　　　　　(d)

图1-2　常用加热反应装置（一）

　　如果反应产物中有水生成，而水又影响反应的完成，常用分水器将水分出反应体系，装置如图 1−3（a）所示，冷凝管回流下来的油水共沸蒸汽进入分水器，分层后，有机层通过分水器侧管返回反应瓶，水则沉入下层，从分水器活塞口放出，从而实现从反应体系分出水的目的。图 1−3（b）为机械搅拌加热反应装置，搅拌棒通过电机带动进行搅拌，搅拌力度大，搅拌均匀充分。

　　需要注意，所有的加热反应装置严禁密封，以防反应瓶内蒸气压过大，发生火灾或导致爆炸事故。

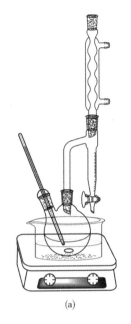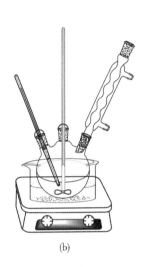

(a)　　　　　　　　　　　(b)

图 1−3　常用加热反应装置（二）

　　2. 蒸馏装置　图 1−4（a）是普通蒸馏装置；图 1−4（b）是应用空气冷凝管的蒸馏装置，用于沸点 130℃以上液体的蒸馏；图 1−4（c）为蒸除较大量溶剂的装置，液体可自滴液漏斗加入蒸馏体系。为防止产物破坏或发生二次反应等情况，有些药物合成反应需要一边滴加反应物，一边将产物蒸出反应体系，常使用如图 1−4（d）的反应蒸馏装置。对于可逆平衡反应，蒸出产物还能使平衡向正方向进行，获得更高的产物收率。

　　旋转蒸发器（图 1−5）是药物化学实验室用于蒸馏的常用仪器，热源为加热恒温水槽。蒸馏瓶在电机带动下旋转，液体附于瓶壁，形成一层液膜，受热均匀度增加，蒸发面积加大，蒸发速度加快。蛇形冷凝管可连接真空泵，实现减压蒸馏。使用时通冷凝水，装好蒸馏瓶，先关闭三通阀，打开真空泵减压，再开电动机转动蒸馏烧瓶；结束时，应先停止旋转，再打开三通阀通大气，关闭真空泵，将蒸馏烧瓶取下。

　　3. 抽滤装置　抽滤（减压过滤）装置由真空泵、抽滤瓶、布氏漏斗构成（图 1−6）。抽滤瓶的侧管用耐压的厚橡皮管和真空泵相连（两者之间最好接一安全瓶，以防倒吸），布氏漏斗管下端的斜口要正对抽滤瓶的侧管。滤纸的直径比漏斗内径略小，但要完全盖住所有小孔。

　　抽滤前用少量溶剂（与所要过滤物中的溶剂相同）把滤纸润湿，打开真空泵，将滤纸吸紧。然后将待抽滤的固液混合物分批倒入布氏漏斗，连续抽气，直到没有液体滴下为止。

　　洗涤滤饼时应选用与过滤物中相同的新溶剂，最好为冷溶剂。洗涤时先拔下橡皮管，停止抽气，把少量溶剂均匀洒在滤饼上，使溶剂恰能盖住滤饼。静置 1~2min 使溶剂渗透滤饼，此时，可轻轻搅拌滤饼，使其充分被溶剂浸透湿润，洗去晶体表面吸附的杂质。然后重新抽气，把滤饼尽量抽干、压干。如此重复几次，即可把滤饼洗净。

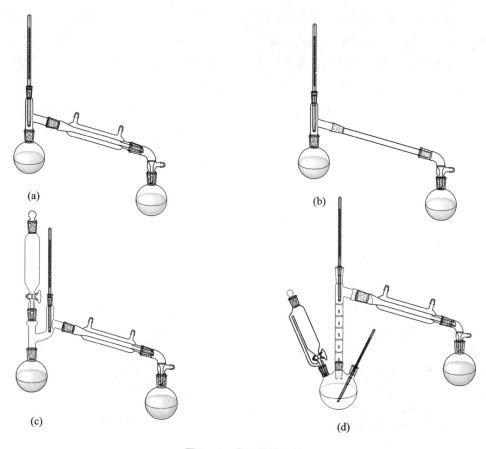

(a)

(b)

(c)

(d)

图 1-4　常用蒸馏装置

抽滤完毕，先拔掉抽滤瓶与水泵之间连接的橡皮管，再关闭水泵，否则，真空水泵中的水会倒流入抽滤瓶。取出滤饼进行干燥处理，母液从抽滤瓶上口倒出。

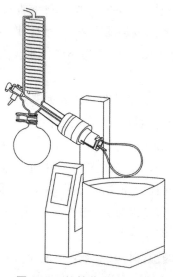

图 1-5　旋转蒸发器示意图

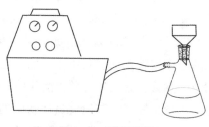

图 1-6　抽滤装置

◇ 第三节　实验室常用分离和纯化技术

在药物合成实验中，反应结束后，体系中除了反应产物，常常还包括未反应完全的原料、反应副产物和溶剂等，所以需要从复杂的混合物中分离出所需要的产品。本节主要介绍实验室最常用的分离和纯化技术：萃取、蒸馏、重结晶和柱色谱。

一、萃　取

萃取是指利用物质在互不相溶的两相溶剂中溶解度或分配系数的不同，而使物质从一种溶剂转移至另一种溶剂中，经多次萃取，将物质提纯分离出来的一种技术。

药物合成后处理时常用分液漏斗进行液－液萃取。萃取前，应选择比被萃取溶液体积大 1~2 倍的分液漏斗，下方活塞涂上少许凡士林，然后检查分液漏斗的盖子和活塞处是否漏水。

萃取时将溶液与萃取溶剂由分液漏斗上口倒入，旋紧盖子。右手握住漏斗上口颈部，并用手掌或食指根部压紧盖子，左手握住漏斗活塞处，拇指压紧活塞，然后把漏斗放平或下口向下倾斜，小心振荡。

先轻轻振荡，再把分液漏斗向上倾斜，使漏斗的下口略朝上，慢慢旋开活塞放气，以解除分液漏斗内的压力。注意不要对着有人及火源的方向。放气时，手指压紧活塞旋转以防活塞脱落移位，造成漏液。如不及时放气，盖子或活塞也可能会被顶开而漏液。反复放气，待漏斗中只有很小气压时，才能较剧烈地振摇，然后把漏斗放在铁圈上静置。待两层液体分清后，取下盖子，打开活塞，缓缓地放出下层液体，上层液体从上口倒出。将溶液倒回分液漏斗中，再用新的溶剂萃取，一般如此操作 2~3 次，合并所有萃取液。

使用分液漏斗的常见错误如下。

（1）选用的分液漏斗太小，不能充分振荡。

（2）活塞未关闭即倒入溶液，造成损失。可在分液漏斗下方放一烧杯或锥形瓶，以防漏液。

（3）第一次振摇剧烈并且时间长，没有及时放气，漏斗内压很高，导致活塞处漏液，或盖子弹出。尤其是使用低沸点、挥发性大的溶剂提取，若用碳酸钠溶液洗涤酸性液体时必须先在反应瓶或烧杯中反应至不再释放大量气体后才能用分液漏斗进行萃取操作，不得在分液漏斗中进行中和反应。

（4）两层液体尚未完全分开，即行分离，或分液时未分离干净，影响萃取效果。

（5）萃取时将不要的一层液体保留，而将所要的一层液体丢弃。为此，上下两层液体都应保持到实验结束，万一发生差错尚可补救。

二、蒸　馏

当液态物质受热时，蒸气压逐渐增大，待蒸气压增大到和大气压相等时，液体沸腾并汽化变为蒸气，当蒸气冷却后又凝结为液体，这两个过程的联合操作称为蒸馏。对于沸点差别较大（ >30℃ ）的液体混合物，通过蒸馏，低沸点化合物会先沸腾变成蒸汽被蒸出，从而实现与高沸点化合物的分离。蒸馏还用于测定化合物的沸点；纯化除去不挥发的杂质；回收溶剂或蒸出部分溶剂以浓缩溶液等。

常见常压蒸馏装置见图 1-4。蒸馏头中温度计的位置，应使水银球的上缘恰好位于蒸馏头支管口的下缘。蒸馏速度以每秒钟自接收管滴下 1~2 滴馏出液为宜。在蒸馏过程中，应使温度计水银球常有被冷凝的液滴润湿，此时温度计的读数就是馏出液的沸点。

蒸馏前至少要准备两个接收瓶，因为在达到预期物质的沸点之前，常有沸点较低的物质先蒸出，这部分馏出液称为前馏分或馏头。前馏分蒸完，温度趋于稳定后，蒸出的就是较纯的物质，这时应更换一个干净干燥的接收瓶。注意，蒸馏时不能蒸干，否则容易发生意外事故。

对沸点相近、加热易分解、氧化或聚合的高沸点混合物，或常压下蒸气压相差不大而减压时相差较大的混合物，常采用减压蒸馏。当待分离的组间的沸点相差不大，则可通过分馏柱进行分馏。混合物中各组分具有不同的蒸气压，当混合物加热到沸腾温度时，产生的蒸气中较低沸点的组分含量比较高，将此蒸气冷凝，则得到含较低沸点组分较多的液体，这就是进行了一次普通蒸馏。如果将此液体继续分馏，即又进行一次气液平衡。再度产生的蒸气中所含的较低沸点组分又将增加。如此多次重复，最终能将这两组分分离。分馏就是利用分馏柱来实现多次重复的蒸馏过程。

需要注意，当某两种或三种液体以一定比例混合，可组成具有固定沸点的混合物，将这种混合物加热至沸腾时，在气液平衡体系中，气相组成和液相组成一样，故不能使用分馏法将其分离出来，只能得到按一定比例组成的混合物，这种混合物称为共沸混合物或恒沸混合物。

三、重 结 晶

结晶是物质以晶体的形式从溶液中析出的过程，反复结晶称为重结晶，是纯化固体物质的重要方法。利用被纯化物质和杂质成分在某种溶剂中溶解度的不同，被纯化物质结晶析出，从而实现与杂质成分的分离。

1. 溶剂的选择　重结晶中溶剂的选择非常重要，理想的溶剂应具备下列条件。

（1）不与被纯化的物质发生化学反应。

（2）被纯化的物质在热溶剂中易溶，而在冷溶剂中不溶或微溶。

（3）对杂质的溶解度非常大或者非常小，这样可使杂质留在母液中不随被纯化物质一块析出晶体，或者不溶于热溶剂而在热过滤时被除去。

（4）沸点不宜太低，也不宜过高。若过低，溶解度改变不大，难分离且难操作。

（5）无毒或毒性小。

当一种物质在一些溶剂中的溶解度太大，而在另一些溶剂中的溶解度又太小，不能选择到一种合适的溶剂时，也可使用混合溶剂。常用的混合溶剂有乙醇与水、乙醇与乙醚、乙醇与丙酮、乙醚与石油醚、苯与石油醚等。

2. 操作过程

（1）固体溶解　将待重结晶的粗产品加入选好的溶剂，加热使产品溶解。如溶剂为有机溶剂，必须采用回流装置加热，切忌用烧杯等敞口容器。溶剂用量为主产品在该溶剂沸腾时恰好完全溶解的体积（依据溶解度数据计算），根据情况可多加5%～10%，以避免趁热抽滤时析出结晶。

如果粗产品含有色杂质或少量极细的不溶性杂质，可在固体溶解后加入少量活性炭，继续煮沸5～10min，然后趁热抽滤。注意活性炭不能在沸腾时加入，应移去火源，让溶液稍冷之后再加入并搅拌，以免产生暴沸现象。

（2）趁热过滤　将上述制备好的热溶液趁热过滤，收集滤液。布氏漏斗和抽滤瓶最好提前预热，以防热溶液遇到冷的漏斗析晶，造成产品损失。操作过程中要注意控制真空度，真空度过大易导致热溶液爆沸。此步操作中，热溶液中不能溶解的杂质会被过滤除去，产品得到了一次纯化。

（3）放冷析晶　趁热过滤得到的滤液从抽滤瓶转出，不断搅拌下自然冷却或控温冷却，等待结晶析出。如溶液不易形成结晶，可用玻璃棒摩擦瓶壁，或放入少量晶种，或用冰水浴降温等，加速结晶形成。

（4）结晶过滤　待结晶基本析出完全，进行抽滤，收集结晶。瓶壁残留结晶，用母液少量多次转移入漏斗，抽干。用冷的新溶剂洗涤结晶，抽干，收集产物。此步操作中，加热和放冷时均溶解的杂质成分留在母液中，通过过滤与结晶分离，产品得到了二次纯化。

四、柱 色 谱

色谱是分离、纯化有机化合物的重要方法。柱色谱是指在色谱柱中完成的色谱分离技术。按照分离原理分为吸附柱色谱、分配柱色谱、离子交换柱色谱、亲和柱色谱、分子排阻柱色谱等。本文主要介绍实验室最为常用的硅胶吸附柱色谱。

硅胶吸附柱色谱是以硅胶作为固定相，填充于色谱柱中，将待分离的混合物组分加入色谱柱顶端，采用一种或多种溶剂洗脱。由于不同的化合物与硅胶表面的作用力大小不同，同一种溶剂对不同化合物的溶解度也不同，随着洗脱剂的冲洗，各成分在色谱柱中的流动速度不一样，从而达到分离的目的。

1. 装柱　装柱前在柱底垫一层脱脂棉以防吸附剂外漏。

（1）干法装柱　色谱玻璃柱上端放一漏斗，将硅胶从漏斗加入，轻轻敲打色谱柱，使其填充均匀，然后加入洗脱剂，使硅胶润湿，呈均匀透明状态。

（2）湿法装柱　将硅胶与洗脱剂混合调成悬浆快速倒入色谱柱中，打开活塞，洗脱剂缓慢流出，硅胶慢慢沉降成均匀状态。

2. 上样

（1）液体　待分离混合物为液体时，先用旋转蒸发器尽可能的除去极性溶剂，加入少许流动相稀释后，用滴管沿柱子内壁均匀加入柱中，打开活塞，液面下降至与硅胶齐平。或加入适量硅胶搅拌，用旋转蒸发器减压蒸去溶剂，使样品均匀的吸附在硅胶表面上，通过漏斗装于柱子上端，加一层 1～2cm 的海砂或硅胶。

（2）固体　待分离混合物为固体时，尽可能选用流动相溶解后上样。如果流动相不能溶解，可选择极性大的溶剂如三氯甲烷、丙酮、乙醇、甲醇等溶解样品，然后加入硅胶于溶液中混合均匀，用旋转蒸发器减压蒸去溶剂，装于柱子上端，加一层海砂或硅胶以防洗脱剂破坏柱床。

3. 洗脱分离

（1）洗脱　选用合适的溶剂（单一溶剂或混合溶剂）加入柱中，打开下方活塞开始洗脱，流速一般每秒 1～2 滴为宜。也可以逐渐增加流动相的极性，使其形成溶剂的极性梯度，利于多种成分的分离流出。

（2）收集与检测　洗脱液采用等份法收集，如 10ml 为 1 份，依据样品多少具体确定每份收集的体积。将收集的流分进行薄层层析，比移值（R_f）值相同的合并，经减压回收溶剂后获得纯化分离的成分。

◎ 第四节　药物合成实验技术

一、加 热

对于室温下难以进行或者反应速度过慢的反应，提高反应温度是提高反应速率的有效方法。理论上，温度每提高 10℃，发应速率提高 1 倍。但加热操作也是实验室中引起火灾或者爆炸的风险因素之一。需要根据反应目的、溶剂沸点、溶剂是否易燃等因素综合考虑，选择合适的加热方式。

药物化学实验中常用到的溶剂为有机溶剂，易燃，在操作中严禁用明火直接加热。因此，实验中常采用间接加热的方式。传热的介质包括水、空气、液体有机物、熔融盐、砂土、金属等。其中水浴、油浴、空气浴最常用。

1. 水浴 当加热温度不高于水的沸点（100℃），最好是不高于90℃，可以选用水浴加热。烧瓶不触及水浴锅壁和底部，水面需稍高于烧瓶中溶剂液面。但水浴加热，会使烧瓶周围水蒸气压偏大，对于金属钾、钠、格氏试剂、烷基锂等参与的反应或者无水操作，禁用水浴加热。

2. 油浴 与水浴加热相比，油浴加热适用范围较广，尤其适合加热温度高于100℃的反应。选用的仪器可以是带磁力搅拌功能的控温油浴锅，也可以选用机械搅拌配合油浴锅使用。常用的液体加热介质为二甲基硅油和液体石蜡。二甲基硅油加热到250℃时，仍然稳定、安全、透明度好；液体石蜡可加热到200℃，温度稍高并不分解，但较易燃烧。在使用油浴加热时，油类液体中不能进入水，否则加热时液体飞溅。加热完后，需将烧瓶提起悬置于油面之上。等烧瓶底部附着的油滴完后，用纸或者抹布擦干，再进行后续处理。

3. 空气浴 空气浴是利用热空气进行间接加热的方式。实验室中常用的仪器为磁力搅拌电热套，既可以加热，也可以通过磁子搅拌。电热套使用方便，缺点是控温效果不好，进入有机溶剂容易引起火灾。

二、冷　　却

低温下，反应速度变慢，但反应选择性好，副产物相对较少，产物更容易纯化。有些化学试剂或者中间体不稳定，易分解，或者反应活性太高，需要低温下进行实验。此外，放热反应，放出热量过多，会有"飞温"和"冲料"的风险，需要低温下进行实验。

实验室中常用的低温浴容器是玻璃皿、水浴锅等，超低温发应可以使用杜瓦瓶，现在也有低温反应仪。冷却介质常用的有冷水、冰水混合物、冰盐混合物、干冰溶剂混合物、液氮溶剂混合物等。

1. 冷水和冰－水混合物 水的比热大，能吸收较多的热量，价廉，是实验室和工业生产中常用的冷却剂。冰水混合物可冷却到0~5℃，冷却效果好于冷水。把冰粉碎后，可以增加与反应容器的接触面积，提高冷却效率。如果水分对反应没有影响，也可以把碎冰放入反应容器中。

2. 冰盐混合物 把碎冰和无机盐混合可以得到冰盐浴，冷却温度可达－40℃，是实验室中获得低温的常用方法。常用的冰盐浴有氯化钠/冰，二者质量比为1∶3，可达－20℃。

3. 干冰－溶剂混合物 如果要获得超低温，可以选用低温反应仪，或者使用干冰溶剂混合物，冰浴容器为杜瓦瓶。将干冰（固体CO_2）敲碎后，添加到盛有有机溶剂的杜瓦瓶中，直到溶剂固化或呈固－液两相（干冰不再溶解），就得到了相应的制冷剂。只要反应过程中保持干冰过量，就可维持一定的温度。用不同的有机溶剂可得到－100~－15℃的低温。

4. 液氮－溶剂混合物 液氮温度为－196℃，将液氮和不同溶剂混合可以得到不同温度的冷却介质。具体方法为将液氮小心地加到盛有有机溶剂的杜瓦瓶中，不断搅拌至呈冰激凌状即可，通常可保温10h左右。在反应过程中，可根据情况添加液氮。

各种冷却浴的冷却温度见附录三。

三、惰性气体保护反应

有些化学反应对氧气、二氧化碳或者水分敏感，需要在惰性气体保护下进行无水无氧操作。常用的惰性气体为氮气、氩气和氦气。其中，氮气价廉，在满足要求的前提下为首选。实验室常用的操作方式为在反应瓶口接入三通阀，三通阀的一侧支管连接真空泵先抽真空，然后打开另一侧支管充入惰性气体，如此反复操作数次，即可将反应瓶中的空气置换为惰性气体。反应物如为固体或高沸点液体，可提前加入反应瓶后再进行如上操作；液体试剂和溶剂也可以在反应瓶中的空气置换为惰性气体后，用注射器从三通阀上口支管处加入。

四、微波合成

微波是一种电磁波，波长介于 1~1000mm，频率介于 0.3~300GHz。与传统加热相比，微波加热具有缩短反应时间、提高选择性、减少副产物生成、提高收率、绿色环保等优势。传统加热通过热源由外而内进行加热，因有器壁效应，升温缓慢，升温速率与分子极性无关。微波加热为分子内加热，通过电磁场的改变，使反应分子偶极化。随着分子的转动和碰撞，将微波能量转化为热量。

目前使用的微波合成器包括改装的家用微波炉和专用微波合成仪。改装的家用微波炉不能进行回流、搅拌等操作；易挥发、易燃的有机溶剂使用时较危险；磁场分布不均匀，反应物受热不均，反应重现性差。商品化的微波合成仪采用单模微波技术，微波场稳定，反应物受热均匀，重现性好。通过反应控制系统，实时监测和控制反应温度。反应容器为玻璃或石英类，不吸收微波能量。微波合成用于加速优化反应进程并已取得了丰硕的成果。

五、固相合成

固相合成是指将反应物或催化剂连接到固体载体上，生成的中间产物再与其他试剂进行单步或多步反应，反应产物连同载体过滤、洗涤，与试剂和副产物分离，最终将目标产物通过解脱剂从载体上解脱出来。固相合成最初应用于多肽合成，由 Merrifield 在 1963 年提出，并于 1984 年获得诺贝尔化学奖。此方法打破了传统的均相溶液中反应的方法，以固体高分子支持体作为合成平台，在合成中使用过量的试剂，反应结束后通过洗涤去除多余的试剂，实现了肽的快速合成。固相合成技术目前已应用于杂环、天然产物等多种难以制备的化合物中。固相合成具有纯化简单，过滤即达纯化目的，反应物可过量，反应完全；合成方法可实现多设计，操作过程易实现自动化等优点。

六、点击化学

点击化学又称为动态组合化学，是由诺贝尔化学奖获得者 Sharpless 在 2001 年提出的合成概念，主旨是通过小单元的拼接，快速可靠地完成各种复杂的化学合成。点击反应主要有环加成反应，特别是1,3-偶极环加成反应，亲核开环反应，特别是张力杂环的亲电试剂开环，非醇醛的羰基化学及碳碳多键的加成反应。其中，利用叠氮化合物作为一种底物，通过1,3-偶极环加成反应合成四唑和三唑是点击化学非常成功的实例。点击化学具有反应条件简单、原料与反应试剂易得、不使用溶剂或可在良性溶剂（如水）中进行、一般是融合过程（没有副产物）或缩合过程（副产物为水）、产物通过简单结晶或蒸馏即可分离等特点。作为一种新的合成方法，点击化学在先导化合物库、糖类化合物的修饰和改性、天然化合物的合成、生物大分子和大分子聚合物上具有重要应用。

七、绿色制药工艺

绿色制药工艺，是从产品源头减少或消除对环境有害的污染物，从传统的片面追求高收率、低成本转变为追求废物排出最小化的清洁技术。绿色制药工艺包括原料的绿色化、化学反应的绿色化、催化剂绿色化、溶剂绿色化等。用无毒、无害的原料代替剧毒和环境污染大的试剂实现原料的绿色化，例如用碳酸二甲酯代替剧毒的硫酸二甲酯作甲基化试剂。基于原子经济性，设计高效利用原子的化学合成反应，使原料中的原子尽可能转化到产物中，实现化学反应绿色化。从原子经济性考虑，加成反应，优于取代反应，优于消除反应。化学反应中使用的重金属催化剂，替换为酶催化剂或者仿生催化剂，减少重金属污染，实现催化剂的绿色化。减少溶剂使用量，使用环境友好且易回收溶剂代替有毒、高沸点、难回收溶剂、实现溶剂的绿色化。

　　另外，特殊的合成反应技术如催化氢化、加压反应、臭氧化反应、气相热分解反应、液氨技术等不在本书论述。

第二章　药物合成实验

实验一　苯妥英钠/苯妥英锌的合成

化学名：5,5-二苯基乙内酰脲钠/5,5-二苯基乙内酰脲锌

结构式：

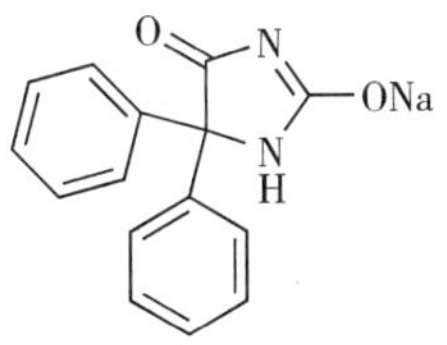

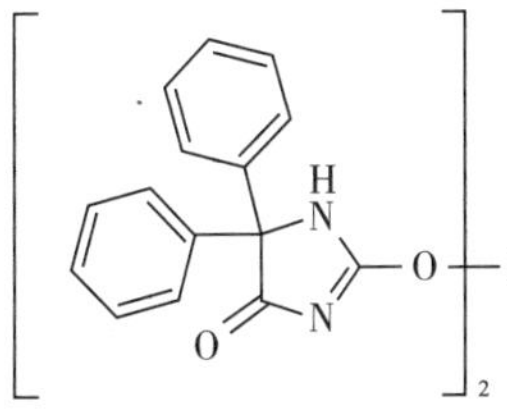

苯妥英钠为白色粉末，熔点为 291～299℃；无臭，味苦；微有引湿性；在水中易溶，在乙醇中溶解，在三氯甲烷或乙醚中几乎不溶。

苯妥英锌为白色粉末，熔点为 222～227℃（分解），微溶于水，不溶于乙醇、三氯甲烷、乙醚。

本品为抗癫痫药，临床上主要用于治疗癫痫大发作，也可用于三叉神经痛及某些类型的心律失常。

【学习目标】

1. 掌握苯妥英钠/苯妥英锌的合成及提纯方法。

2. 了解安息香缩合反应以及氧化反应、二苯基乙醇酸重排反应。

【实验原理】

1. 苯妥英钠

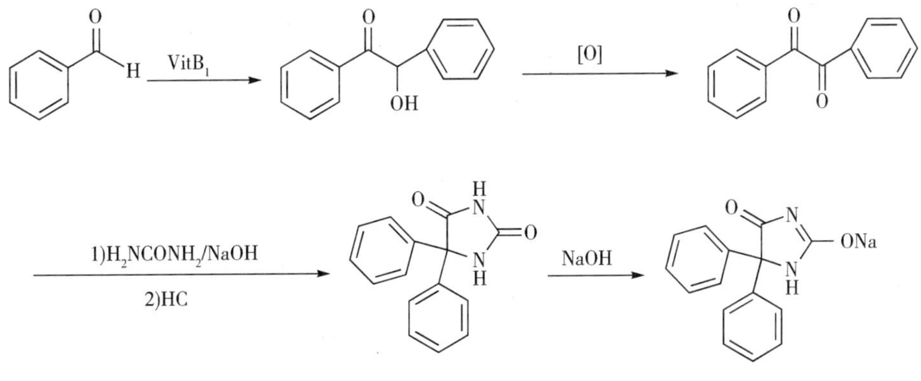

2. 苯妥英锌

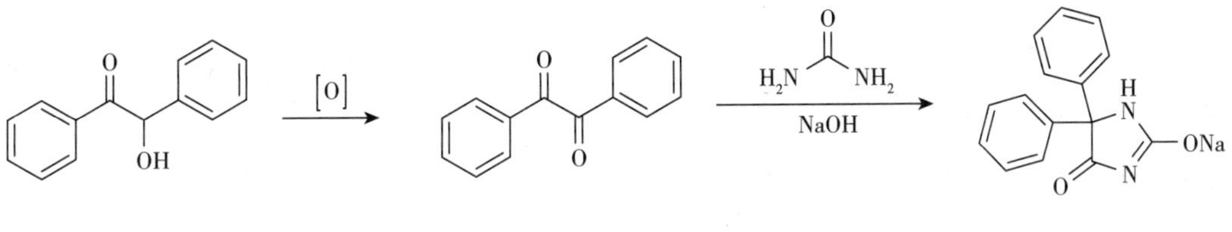

【实验方法】

(一) 2-羟基-2-苯基苯乙酮(安息香)的制备

1. 实验原理

2. 原料规格及投料量

方法	名称	规格	用量
方法 A	盐酸硫胺（VitB$_1$）	CP	2.0g
	95% 乙醇	CP	12ml
	NaOH 溶液	3mol/L	3.2ml
	苯甲醛	CP	8.0ml
方法 B	盐酸硫胺（VitB$_1$）	CP	2.7g
	95% 乙醇	CP	20ml
	NaOH 溶液	2mol/L	7.5ml
	苯甲醛	CP	7.5ml

3. 实验步骤

方法 A：在装有回流冷凝管的 100ml 圆底烧瓶中，将 2.0g 盐酸硫胺（维生素 B$_1$）溶解于约 4ml 水中，在冰水浴中搅拌下加入 12ml 95% 乙醇，约 10min 后，再加入约 3.2ml 在冰水中预冷的 3mol/L NaOH 溶液，反应 10min 后，用 10% 盐酸调节该混合液 pH 至 8～9，加 8ml 苯甲醛至反应瓶中，于 65～70℃ 的水浴中加热反应 90min 后，自然冷却至室温，再置于冰水浴冷却析晶，如果得到油状物，则需将反应瓶重新加热至变澄清再逐渐冷却析晶，并以玻棒摩擦瓶壁以使固体析出。抽滤，固体用 20ml 的 10% 乙醇洗涤 2 次。所得安息香粗品用 95% 乙醇重结晶，抽滤，干燥，称重，计算产率，测熔点。

方法 B：于锥形瓶内加入盐酸硫胺 2.7g、水 10ml、95% 乙醇 20ml。磁力搅拌至盐酸硫胺溶解，加入 2mol/L NaOH 7.5ml，充分搅拌，加入新蒸馏的苯甲醛 7.5ml，搅拌至有不溶物生成，检测混合液 pH 为 8～9 后放置一周。抽滤得淡黄色结晶，冷水洗涤得安息香粗品。

4. 注释

（1）苯甲醛中不能含有苯甲酸，使用前最好用 5% 的 NaHCO$_3$ 溶液洗涤，并减压蒸馏制得。然后，避光保存。

（2）维生素 B$_1$ 在酸性条件下稳定，但易吸水，其水溶液易被空气氧化失效，光和 Cu^{2+}、Mn^{2+} 等金属离子可加速其氧化。在 NaOH 溶液中，维生素 B$_1$ 的咪唑环易开环失效。因此，加入的 NaOH 溶液在反应前必须用冰水充分冷却，否则，易导致维生素 B$_1$ 分解，这是本实验成败的关键。

（二）二苯乙二酮的制备

1. 实验原理

2. 原料规格及投料量

方法	名称	规格	用量
方法 A	安息香	自制	3.0g
	NH_4NO_3	CP	8.4g
	$CuSO_4$	CP	催化量
	乙酸	80%	20ml
方法 B	安息香	自制	6.0g
	稀硝酸	43%	15ml
方法 C	$FeCl_3$	CP	27.0g
	冰醋酸	CP	30ml
	安息香	自制	6.0g

3. 实验步骤

方法 A：将 3.0g 安息香、8.4g 硝酸铵、催化量硫酸铜及 80% 乙酸依次投入装有回流冷凝管的 100ml 三颈瓶中，逐渐加热至回流，TLC 跟踪反应进程至原料消失（约需 2h），冷却至室温，反应液表面将有一油层生成，用玻璃棒摩擦瓶壁或加入晶种使结晶析出。抽滤，固体用水洗至中性，干燥，得到的黄色固体直接用于下一步反应。

方法 B：在 100ml 圆底烧瓶中，加入安息香 6.0g，稀硝酸（43%）15ml，缓慢将温度升至 110～120℃，回流 2h（反应中有二氧化氮气体产生，应在冷凝管顶端装一导管，导管的另一端接一个小漏斗，将小漏斗放到饱和的氢氧化钠溶液中）。反应完毕后，在搅拌下将反应液倾入 40ml 热水中，搅拌至使结晶全部析出。抽滤，水洗，干燥（约 30min）。粗品加至圆底烧瓶中，安装冷凝管，用粗品重 2.5 倍量的乙醇重结晶，冷却，抽滤，干燥（烘箱温度控制在 80℃，干燥约 30min），得纯品。计算收率，并测定熔点。

方法 C：在装有搅拌子、温度计、球形冷凝管的 150ml 三颈烧瓶中，依次加入三氯化铁 27.0g，冰醋酸 30ml，水 30ml，沸石，电热套加热沸腾 5min 使其全部溶解，稍冷，加入安息香 6.0g，搅拌下加热回流 1.5h，反应液冷却至室温后倒入 120ml 冰水中，此时有二苯乙二酮析出，抽滤并用冷水充分洗涤，干燥。（若上步制得安息香偏少，可按照如下比例投料，1.0g 安息香∶4.5g 三氯化铁∶5ml 冰醋酸∶5ml 水）。

4. 注释

（1）反应过程中生成或使用的硝酸为强氧化剂，使用时应避免与皮肤、衣服等接触，氧化过程中，硝酸被还原产生二氧化氮气体，该气体具有一定刺激性，需以碱液吸收，并须控制升温过程，缓慢升温，以防止反应激烈，避免大量二氧化氮气体逸出。

（2）方法 A，反应要逐渐升温至回流。

（3）三氯化铁固体容易结块，影响反应，所以称量时尽量捣碎再加入三颈瓶中。

（4）安息香会与冰醋酸反应，醋酸可以增强三氯化铁的氧化性，因此要先将氯化铁与醋酸混合。

（三）苯妥英的制备

1. 实验原理

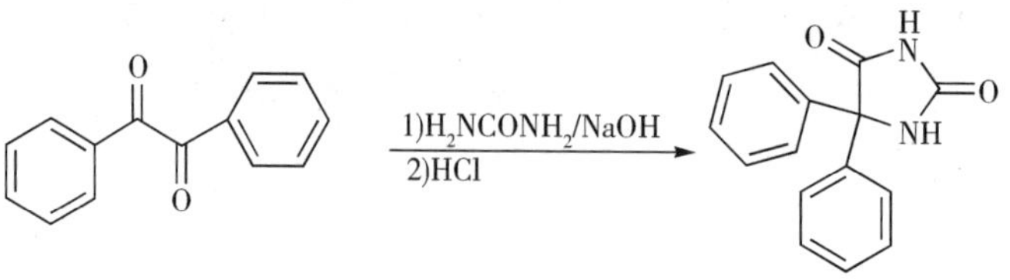

2. 原料规格及投料量

名称	规格	用量
二苯乙二酮	自制	4.0g
NaOH 溶液	20%	12ml
尿素	CP	1.4g
50% 乙醇	CP	20ml
盐酸	10%	适量

3. 实验步骤　将 4.0g 二苯乙二酮、20ml 50% 乙醇、1.4g 尿素及 12ml 20% NaOH 溶液依次加入 100ml 圆底烧瓶中，搅拌加热至回流 30~60min（固体完全消失），将反应液倾入到 120ml 沸水中，加入少量活性炭，煮沸 10min，放冷，抽滤，滤液用 10% 盐酸调 pH 至 6，放置析出固体，抽滤，以少量水洗涤，得白色苯妥英粗品。

（四）苯妥英钠/苯妥英锌的制备

1. 实验原理

（1）苯妥英钠

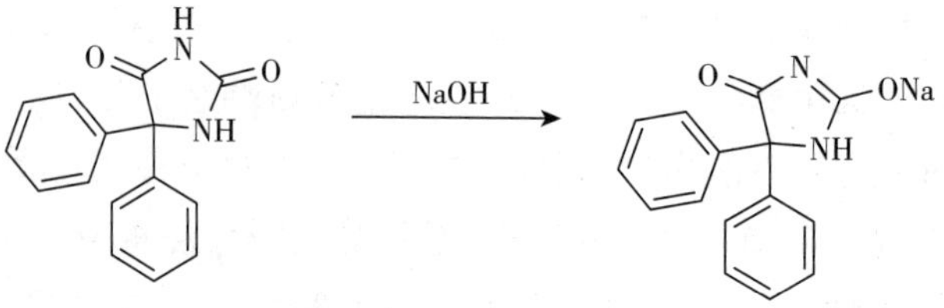

（2）苯妥英锌

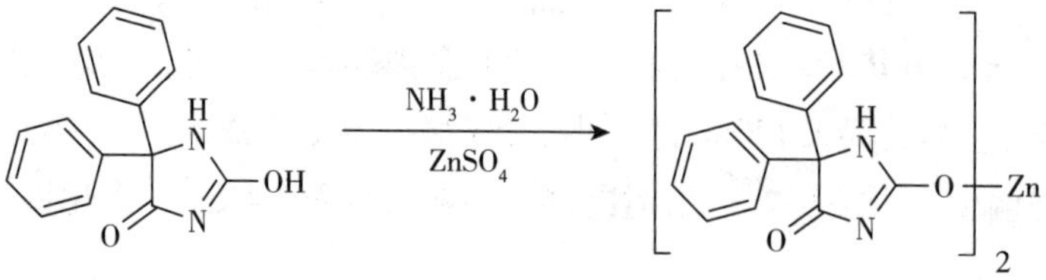

2. 原料规格及投料量

产物	名称	规格	用量
苯妥英钠	苯妥英	自制	4.0g
	NaOH 溶液	20%	适量
苯妥英锌	苯妥英	自制	0.5g
	氨水	CP	15ml
	$ZnSO_4 \cdot 7H_2O$	CP	0.3g

3. 实验步骤

（1）苯妥英钠　将苯妥英粗品置于100ml烧杯中，加入水（粗品与水比例为1：4），加热至40℃，滴加20% NaOH至全溶，加活性炭少许，在搅拌下加热5min（50~60℃），趁热抽滤，滤液加氯化钠至饱和，冰水浴冷却析晶，抽滤，少量冰水洗涤，干燥得苯妥英钠，称重，计算收率。

（2）苯妥英锌　将苯妥英0.5g置于50ml烧杯中，加入氨水（15ml $NH_3 \cdot H_2O$ +10ml H_2O），尽量使苯妥英溶解，如有不溶物抽滤除去。另取0.3g $ZnSO_4 \cdot 7H_2O$ 加3ml水溶解，然后加到苯妥英氨水溶液中，析出白色沉淀，抽滤，结晶用少量水洗，干燥，得苯妥英锌，称重，测分解点，计算收率。

4. 注释

（1）制备钠盐时，水量稍多，可使收率受到明显影响，要严格按比例加水。

（2）苯妥英钠可溶于水及乙醇，洗涤时要少用溶剂，洗涤后要尽量抽干。

（3）苯妥英锌的分解点较高，测时应注意观察。

（五）结构确证

1. 标准物 TLC 对照法、红外吸收光谱法。

2. 核磁共振波谱法。

学习小结

通过本实验，加深对苯妥英钠/苯妥英锌的制备过程中反应条件选择的理解，以及在实验中怎样利用重结晶技术对产品进行纯化。加深对辅酶化学、安息香的缩合氧化反应、二苯基乙醇酸重排等反应的理解。

实验思考

1. 苯妥英钠有哪些临床用途？

2. 写出苯甲醛在盐酸硫铵作用下合成安息香的反应机制。

3. 硝酸氧化制备二苯乙二酮时，为什么要控制反应温度使其逐渐升高？

4. 根据二苯基乙二酮－二苯基乙醇酸重排机制，推测二苯乙二酮和脲反应的机制。

5. 苯甲醛为什么要新蒸？

6. 制备钠盐时，如果水量稍多，对产品收率有什么影响，为什么？

7. 本品精制的原理是什么？

8. 制备苯妥英锌时，为何不利用第二步反应中已生成的苯妥英钠，直接同硫酸锌反应制备苯妥英锌，而是把已生成的苯妥英钠制成苯妥英后，再与氨水和硫酸锌作用？

实验二　对乙酰氨基酚的合成

化学名：4'-羟基乙酰苯胺

结构式：

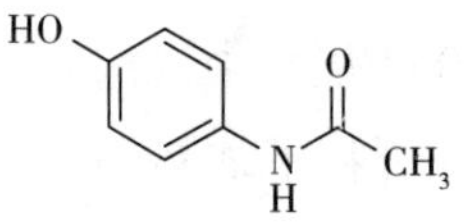

本品为白色或无色结晶状粉末，无臭，味微苦。几乎不溶于冷水，溶于丙酮，易溶于热水和乙醇。饱和溶液呈弱酸性，酸和碱催化其水解。熔点为 168~172℃。

本品为解热镇痛药，临床上用于治疗发热、镇痛等。

【学习目标】

1. 掌握对乙酰氨基酚的合成原理和方法。

2. 掌握回流反应的基本操作。

3. 掌握热水重结晶提纯对乙酰氨基酚的操作方法。

【实验原理】

对乙酰氨基酚以对氨基酚为原料经醋酐酰化反应制得。

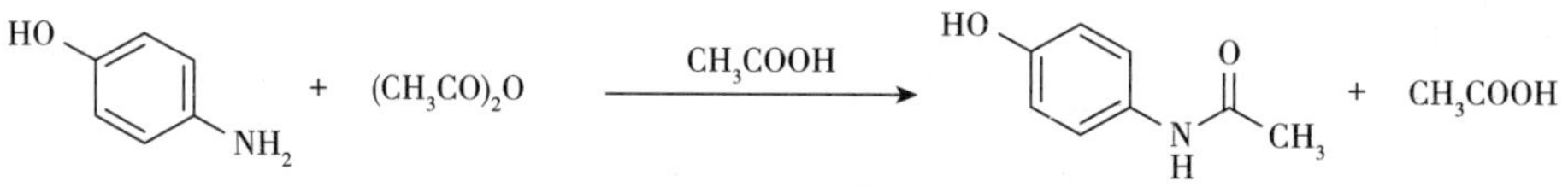

【实验方法】

1. 原料规格及投料量

名称	规格	用量
对氨基苯酚	CP	6g
醋酐	CP	8g
冰醋酸	CP	11g

2. 实验步骤

（1）酰化反应　在干燥的三颈烧瓶（150ml）中，依次投入对氨基苯酚、醋酐、冰醋酸，加毕，安装冷凝管并通冷凝水，升温，在 110~115℃保持回流搅拌 2h，反应完毕，停止搅拌。使用旋转蒸发仪减压蒸去冰醋酸，残留物倾入等体积冰水中，搅拌，有结晶析出。抽滤，用冰水洗涤滤饼至中性，抽干，得粗品。

（2）精制　粗品用热水溶解（1g 粗品约需 20ml 水），加热溶解，活性炭脱色，煮沸 10min，趁热抽滤，滤液冷却结晶，抽滤，滤饼用冰水洗涤，抽干，干燥得精制品。

3. 注释

（1）反应瓶使用前应干燥。

（2）反应加热应缓慢升温至回流。

（3）滤饼洗涤用冰水。

（4）热过滤时布氏漏斗和抽滤瓶应充分预热。

（5）醋酸、醋酐刺激性较大，建议在通风柜中操作。

通过本实验，加深对乙酰氨基酚的结构特点、临床功效的认识，掌握酰化反应的原理及基本操作技术。

1. 试比较水杨酸和对氨基酚酰化反应的难易，说明理由。
2. 请思考本实验中可能产生的副产物。
3. 为什么本实验中主要得到氨基的酰化产物而不是羟基的酰化产物？

实验三　阿司匹林的合成

化学名：2-(乙酰氧基)苯甲酸，又称乙酰水杨酸。

结构式：

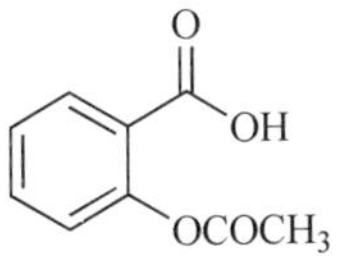

本品为白色结晶性粉末；无臭，微带酸味。微溶于水，溶于乙醇、乙醚、三氯甲烷，也溶于氢氧化钠溶液或碳酸钠溶液，同时分解。熔点为 135～136℃。

阿司匹林为应用最早、最广和最普通的解热镇痛药。具有解热、镇痛、抗炎、抗风湿和抗血小板聚集等多方面的药理作用。常用于感冒发热、头痛、神经痛、关节痛、肌肉痛、风湿热、急性类风湿关节炎、类风湿关节炎以及牙痛等。

【学习目标】

1. 掌握阿司匹林的性状、特点和化学性质。
2. 熟悉和掌握酯化反应的原理和实验操作。
3. 进一步巩固和熟悉重结晶的原理和实验方法。
4. 了解阿司匹林中杂质的来源和鉴别。

【实验原理】

阿司匹林是由水杨酸（邻羟基苯甲酸）与醋酐进行酯化反应而得，反应式为：

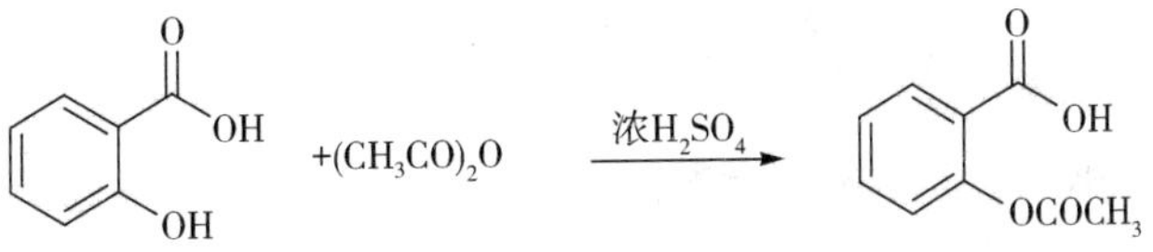

在反应过程中阿司匹林会自身缩合形成一种聚合物，利用阿司匹林和碱反应生成水溶性钠盐的性质

从而与聚合物分离。

在阿司匹林产品中的另一个主要的副产物是水杨酸，其来源可能是酰化反应不完全的原料，也可能是阿司匹林的水解产物，水杨酸可以在最后的重结晶中加以分离。

【实验方法】

1. 原料规格及投料量

名称	规格	用量
水杨酸	CP	10.0g
醋酐	CP	25ml
浓硫酸	CP	1.5ml
碳酸氢钠水溶液	饱和	125ml
浓盐酸	CP	17.5ml
乙酸乙酯	CP	10~15ml

2. 实验步骤 100ml 的干燥三颈瓶中加入水杨酸 10.0g，醋酐 25.0ml，电磁搅拌，逐滴加入浓硫酸 1.5ml，待水杨酸溶解后，缓慢升温至 85~95℃，维持温度 10min，反应完成后，将反应液转至 500ml 烧杯中，冷至室温，结晶形成后，加 250ml 冷水，冰浴冷却至大量固体析出，抽滤，冰水洗涤，得到阿司匹林粗品。

将阿司匹林粗品放入 250ml 烧杯中，加入饱和的碳酸氢钠水溶液 125ml，搅拌到没有二氧化碳放出为止，抽滤，除去不溶物并用少量水洗涤，将所得滤液分次倒入装有稀盐酸（水 50ml、浓盐酸 17.5ml）的 500ml 烧杯中，边倒边搅拌，有固体析出，冰浴中冷却至析晶完全，抽滤，冷水洗涤。

将得到的滤饼放入 50ml 圆底烧瓶中，加入适量乙酸乙酯（不超过 15ml），安装回流装置，缓慢加热直至固体溶解（若有少量固体不溶解则补加乙酸乙酯，若加到 15ml 仍有不溶物则停止加入，趁热抽滤去除不溶物，留母液进行下一步实验），冷却至室温后冰浴冷却，抽滤得阿司匹林精品，称重，计算收率，测熔点。

3. 注释

（1）若加热的介质为水时，要注意，不要让水蒸气进入反应瓶中，以防止醋酐和生成的阿司匹林水解。

（2）若在冷却过程中阿司匹林没有从反应液中析出，可用玻璃棒或不锈钢刮勺，轻轻摩擦容器内壁，也可同时在冰浴中冷却促使结晶生成。

（3）加水时注意，一定要等结晶充分形成后才能加入。加水时前面要慢慢加入并充分搅拌，伴有放热现象。反应过程中的醋酐及乙酸蒸汽逸出可能较大，须小心，最好在通风橱中进行操作。

（4）当碳酸氢钠水溶液加到阿司匹林中时，会产生大量的气泡，注意分批少量的加入，边加边搅拌，以防气泡产生过多引起溶液外溢。

（5）若将滤液加入稀盐酸后，仍没有固体析出，测一下溶液的 pH 是否呈酸性，如果不是再补加盐酸至溶液 pH 值为 2 左右，应有固体析出。

（6）冷却阿司匹林的乙酸乙酯溶液时应有阿司匹林析出，若没有固体析出，可加热将乙酸乙酯挥发掉一些，再冷却，重复操作。

（7）阿司匹林纯度可用下列方法检查：取 2 支干净试管，分别放入少量的水杨酸和阿司匹林精品。加入乙醇各 1ml，使固体溶解。然后分别在每支试管中加入 10% FeCl₃ 溶液，盛水杨酸的试管中有红色或紫色出现，盛阿司匹林精品的试管应该与 FeCl₃ 溶液颜色一样。

◇◇◇ 学习小结 ◇◇◇

通过本实验熟悉和掌握酯化反应的原理和实验操作，进一步巩固和熟悉重结晶的原理和实验方法。

◇◇◇ 实验思考 ◇◇◇

1. 在阿司匹林的合成过程中，要加入少量的浓硫酸，其作用是什么？除硫酸外，是否可以用其他酸代替？

2. 产生的聚合物是合成中的主要副产物，生成的原理是什么？除聚合物是否还会有其他可能的副产物？

3.《中国药典》（2020 年版）中规定了成品阿司匹林中检测水杨酸的量，为什么？本实验中可采用什么方法来测定水杨酸，试简述其基本原理。

4. 阿司匹林精制选择溶媒的依据是什么？

实验四　贝诺酯的合成

化学名：4-乙酰氨基苯基乙酰水杨酸酯
结构式：

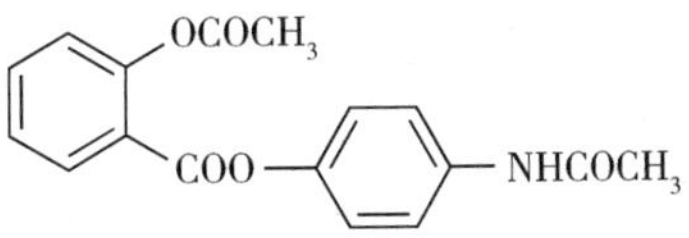

贝诺酯（又名扑炎痛）为一种新型解热镇痛抗炎药，是由阿司匹林和对乙酰氨基酚经拼合原理制成，它既保留了原药的解热镇痛功能，又减小了原药的毒副作用，并有协同作用。适用于急、慢性风湿性关节炎，风湿痛，感冒发热，头痛及神经痛等。

贝诺酯为白色结晶性粉末，无臭无味。熔点 174~178℃，不溶于水，微溶于乙醇，溶于三氯甲烷、丙酮。

【学习目标】

1. 通过乙酰水杨酰氯的制备，了解氯化试剂的选择及操作中的注意事项。

2. 通过本实验了解拼合原理在化学结构修饰方面的应用。

3. 通过本实验了解 Schotten – Baumann 酯化反应原理。

【实验原理】

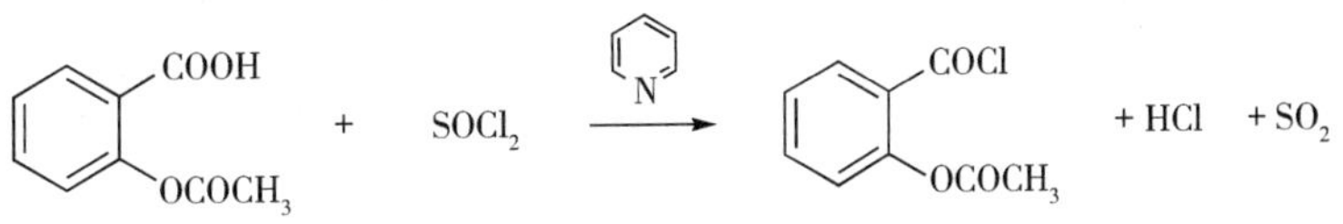

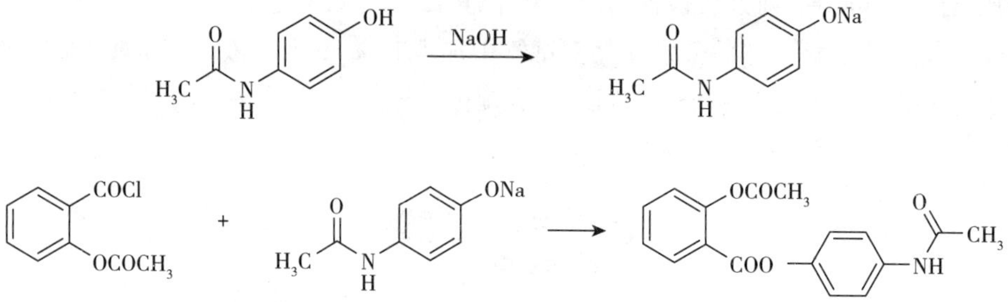

【实验方法】

（一）乙酰水杨酰氯的制备

1. 实验原理

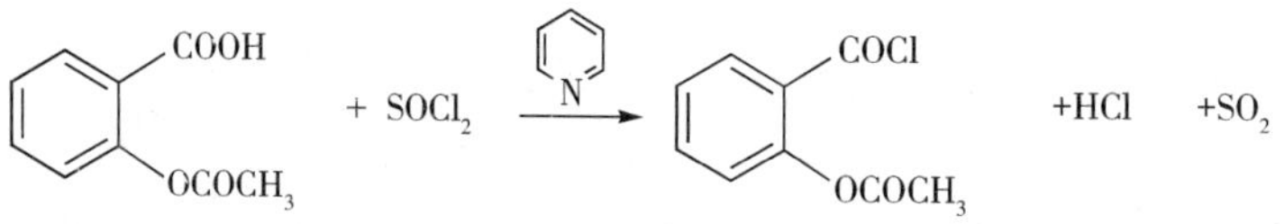

2. 原料规格及投料量

名称	规格	用量
阿司匹林	CP	10g
氯化亚砜	CP	5.5ml
吡啶	CP	2滴
无水丙酮	CP	10ml

3. 实验步骤　在装有回流冷凝器（顶端附有氯化钙干燥管，干燥管连有导气管，导气管另一端通入氢氧化钠溶液中吸收尾气）、温度计的 100ml 干燥三颈烧瓶中，依次加入阿司匹林 10g，氯化亚砜 5.5ml，吡啶 2 滴，缓慢加热至 70℃（约 10～15min），维持温度 70℃继续反应 70min，冷却，加入无水丙酮 10ml，混匀后倾入干燥的锥形瓶中，密闭备用。

4. 注释

（1）氯化亚砜是由羧酸制备酰氯最常用的氯化试剂，不仅价格便宜而且沸点低，生成的副产物均为挥发性气体，故所得酰氯产品易于纯化。氯化亚砜遇水可分解为二氧化硫和氯化氢，因此所用仪器均需干燥；加热时不能用水浴。反应用阿司匹林需在 60℃ 干燥 4h。制得的酰氯不应久置。

（2）吡啶作为催化剂，用量不宜过多，否则影响产品的质量。

（二）贝诺酯的制备

1. 实验原理

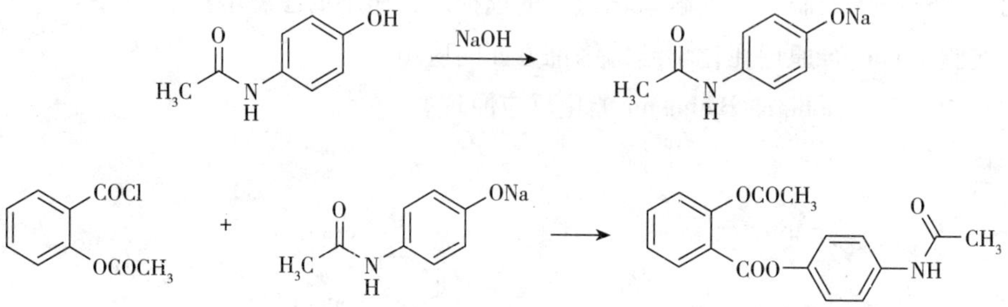

2. 原料规格及投料量

名称	规格	用量
对乙酰氨基酚	CP	10g
氢氧化钠	CP	3.6g
乙酰水杨酰氯	自制	上步制得
95%乙醇	CP	适量

3. 实验步骤

（1）粗品的制备　在装有搅拌、恒压滴液漏斗、温度计的 250ml 三颈瓶中，加入对乙酰氨基酚 10g，水 50ml，冰水浴冷至 10°C 左右，缓慢滴加氢氧化钠溶液 20ml（氢氧化钠 3.6g 加水至 20ml）。控温 8～12°C，在强烈搅拌下，缓慢滴加上步实验制得的乙酰水杨酰氯丙酮溶液（在 20min 左右滴完）。滴加完毕，调至 pH≥10，控制温度在 8～12°C 之间继续搅拌反应 60min，抽滤，水洗至中性，得粗品，干燥计算收率。

（2）精制　取粗品 5g 置于装有球形冷凝器的 100ml 圆底瓶中，加入 10 倍量（W/V）95%乙醇，在水浴上加热溶解。稍冷，加活性炭脱色（活性炭用量视粗品颜色而定），加热回流 30min，趁热抽滤（布氏漏斗、抽滤瓶应预热）。将滤液趁热转移至烧杯中，自然冷却，待结晶完全析出后，抽滤，压干；用少量 95%乙醇洗涤两次（母液回收），压干，干燥，计算收率。

4. 注释　贝诺酯制备采用 Schotten－Baumann 方法酯化，即乙酰水杨酰氯与对乙酰氨基酚钠缩合酯化。由于对乙酰氨基酚酚羟基与苯环共轭，加之苯环上又有吸电子的乙酰氨基，因此酚羟基上电子云密度较低，亲核反应性较弱；成盐后酚羟基氧原子电子云密度增高，有利于亲核反应；此外，酚钠成酯，还可避免生成氯化氢，使生成的酯键水解。

（三）结构确证

熔点测定和 TLC 检测。

学习小结

通过本实验，了解氯化试剂的选择及操作中的注意事项，了解拼合原理在化学结构修饰方面的应用以及 Schotten－Baumann 酯化反应原理。

实验思考

1. 乙酰水杨酰氯的制备，操作上应注意哪些事项？

2. 贝诺酯的制备，为什么采用先制备对乙酰氨基酚钠，再与乙酰水杨酰氯进行酯化，而不直接酯化？

3. 通过本实验说明酯化反应在结构修饰上的意义。

实验五　苯佐卡因的合成

化学名：对氨基苯甲酸乙酯
结构式：

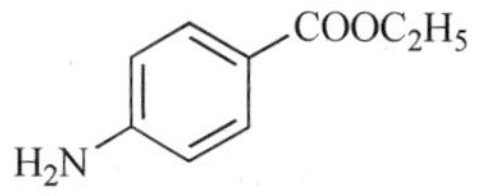

本品为白色结晶性粉末，无臭；遇光色渐变黄。本品在乙醇、三氯甲烷或乙醚中易溶，在脂肪油中略溶，在水中极微溶解。熔点为 88～91℃。

本品为局部麻醉药，外用为撒布剂，用于手术后创伤止痛、溃疡痛、一般性痒疹等。

【学习目标】

1. 通过苯佐卡因的合成，了解药物合成的基本过程。
2. 掌握氧化、酯化和还原反应的原理及基本操作。

【实验原理】

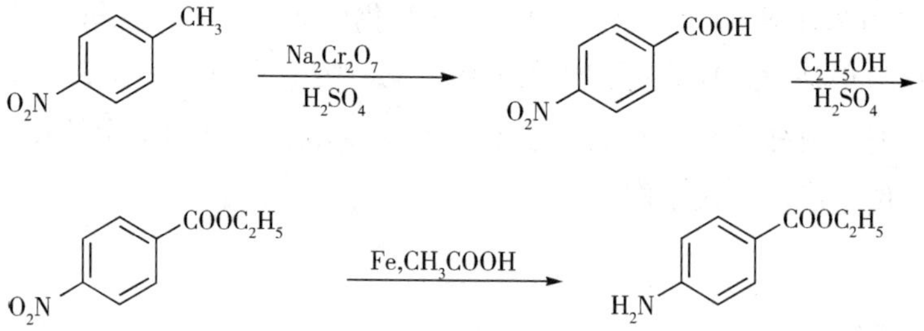

【实验方法】

（一）对硝基苯甲酸的制备（氧化）

1. 实验原理

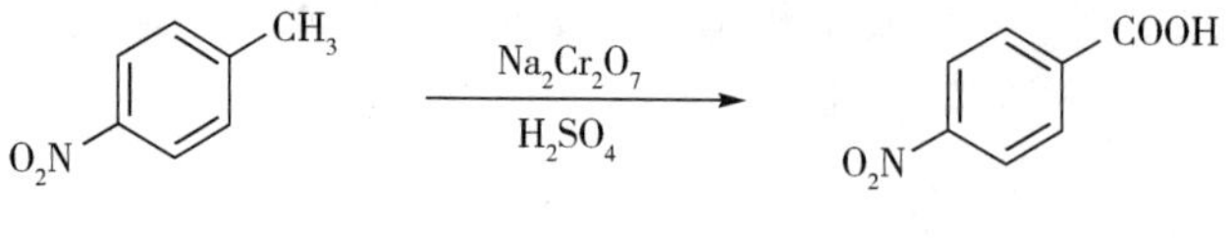

2. 原料规格及投料量

名称	规格	用量
对硝基甲苯	CP	8g
重铬酸钠	CP	23.6g
浓硫酸	CP	32ml
硫酸	5%	35ml
氢氧化钠	5%	70ml
硫酸	15%	50ml

3. 实验步骤　在装有搅拌棒和球型冷凝器的 250ml 三颈瓶中，加入重铬酸钠（含两分子结晶水）23.6g，水 50ml，开始搅拌，待重铬酸钠溶解后，加入对硝基甲苯 8g，用滴液漏斗滴加 32ml 浓硫酸。

滴加完毕，加热，保持反应液微沸 60~90min（反应中，球型冷凝器中可能有白色针状的对硝基甲苯析出，可适当关小冷凝水，使其熔融）。冷却后，将反应液倾入 80ml 冷水中，抽滤。残渣用 45ml 水，分三次洗涤。将滤渣转移到烧杯中，加入 5% 硫酸 35ml，在沸水浴上加热 10min，并不时搅拌，冷却后抽滤，滤渣溶于温热的 5% 氢氧化钠溶液 70ml 中，在 50℃ 左右抽滤，滤液加入活性炭 0.5g 脱色（5~10min），趁热抽滤。冷却，在充分搅拌下，将滤液慢慢倒入 15% 硫酸 50ml 中，抽滤，洗涤，干燥得本品，计算收率。

（二）对硝基苯甲酸乙酯的制备（酯化）

1. 实验原理

2. 原料规格及投料量

名称	规格	用量
对硝基苯甲酸	自制	6g
无水乙醇	CP	24ml
浓硫酸	CP	2ml
碳酸钠	CP	0.5g

3. 实验步骤 在干燥的 100ml 圆底瓶中加入对硝基苯甲酸 6g，无水乙醇 24ml，逐渐加入浓硫酸 2ml，振摇使混合均匀，装上附有氯化钙干燥管的球型冷凝器，加热回流反应 80min；稍冷，将反应液倾入到 100ml 水中，抽滤；滤渣移至乳钵中，研细，加入 5% 碳酸钠溶液 10ml（由 0.5g 碳酸钠和 10ml 水配成），研磨 5min，测 pH（检查反应物是否呈碱性），抽滤，用少量水洗涤，干燥，计算收率。

（三）对氨基苯甲酸乙酯的制备（还原）

1. 实验原理

2. 原料规格及投料量

名称	规格	用量
对硝基苯甲酸乙酯	自制	6g
铁粉	CP	8.6g
冰醋酸	CP	2.5ml
乙醇	95%	35ml
碳酸钠	CP	3g

3. 实验步骤 在装有搅拌棒及球型冷凝器的 250ml 三颈瓶中，加入 35ml 水、2.5ml 冰醋酸和铁粉 8.6g，开动搅拌，加热至 95~98℃ 维持 5min，稍冷，加入对硝基苯甲酸乙酯 6g 和 95% 乙醇 35ml，在激烈搅拌下，回流反应 90min。稍冷，在搅拌下，分次加入温热的碳酸钠饱和溶液（由碳酸钠 3g 和水 30ml 配成），搅拌片刻，立即抽滤（布氏漏斗需预热），滤液冷却后析出结晶，抽滤，产品用稀乙醇洗涤，干燥得粗品。

（四）精制

将苯佐卡因粗品置于装有球形冷凝器的 100ml 圆底烧瓶中，加入 10~15 倍（ml/g）50% 乙醇，加热溶解。稍冷，加活性炭脱色（活性炭用量视粗品颜色而定），加热回流 20min，趁热抽滤（布氏漏斗、抽滤瓶应预热）。将滤液趁热转移至烧杯中，自然冷却，待结晶完全析出后，抽滤，用少量 50% 乙醇洗涤两次，压干，干燥，测熔点，计算收率。

学习小结

通过本实验，加深对苯佐卡因的结构特点、临床功效的认识，掌握苯佐卡因合成及精制的操作技能。

实验思考

1. 氧化反应完毕，将对硝基苯甲酸从混合物中分离出来的原理是什么？
2. 酯化反应为什么需要无水操作？
3. 铁粉还原反应的机制是什么？

实验六　磺胺醋酰钠的合成

化学名：*N*-[（4-氨基苯基）磺酰基]乙酰胺钠盐
结构式：

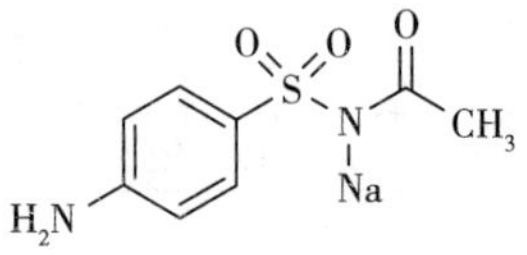

本品为白色结晶性粉末；无臭，味微苦。本品易溶于水，略溶于乙醇，微溶于丙酮。熔点为 255~257°C。

本品为短效磺胺类药物，具有广谱抑菌作用。因与对氨基苯甲酸竞争细菌的二氢叶酸合成酶，使细菌叶酸代谢受阻，无法获得所需的嘌呤和核酸，致使细菌的生长繁殖受到抑制。本品对大多数革兰阳性菌和革兰阴性菌有抑制作用，尤其对溶血性链球菌、肺炎双球菌和痢疾杆菌敏感。此外，本品对真菌也具有一定抑制作用。临床主要用于细菌性结膜炎、角膜炎、睑腺炎和眼睑炎等眼部感染，也用于沙眼衣原体所致的沙眼和真菌性角膜炎的辅助治疗以及眼外伤、慢性泪囊炎、结膜和角膜手术前后预防感染。

【学习目标】

1. 通过本实验，掌握磺胺类药物的一般理化性质，掌握如何利用主产物和副产物不同的理化性质达到分离纯化产品的目的。
2. 掌握乙酰化反应的原理。

3. 掌握控制反应过程中的 pH 和温度等条件纯化产品的方法。

【实验原理】

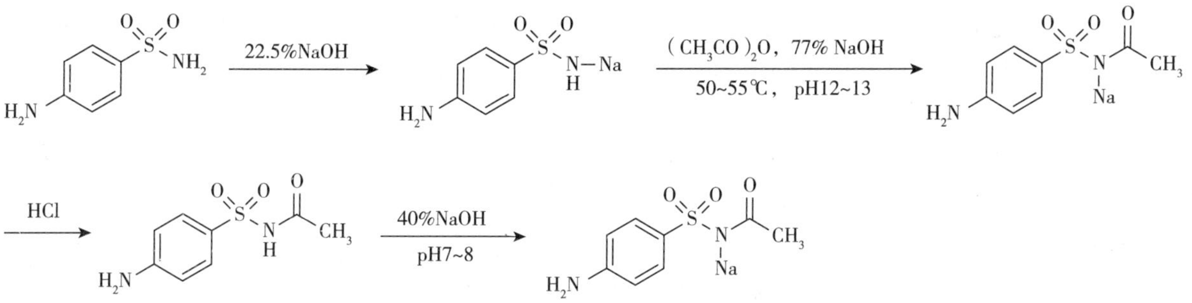

【实验方法】

（一）磺胺醋酰的制备

1. 实验原理

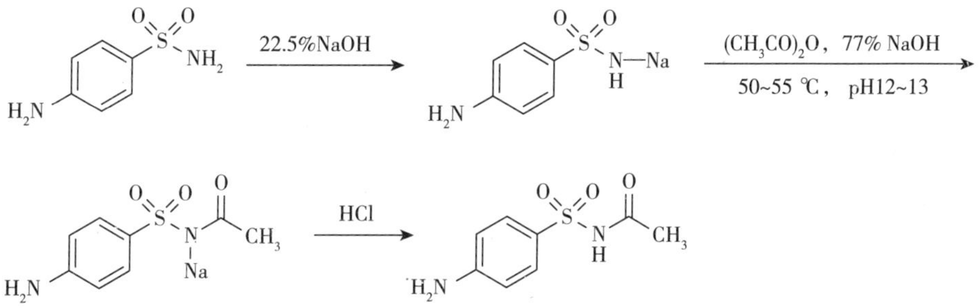

2. 原料规格与投料量

名称	规格	用量
磺胺	CP	17.2g
醋酐	CP	13.6ml
氢氧化钠溶液	22.5%	22.0ml
氢氧化钠溶液	40%	适量
氢氧化钠溶液	77%	2.5ml
浓盐酸	CP	适量
盐酸溶液	10%	适量

3. 实验步骤 向装有搅拌器、温度计和回流冷凝管的 100ml 三口烧瓶中加入 17.2g 磺胺和 22.5% 的氢氧化钠溶液 22.0ml，启动搅拌，于水浴上加热至 50℃左右。待磺胺完全溶解后，向烧瓶中滴加 3.6ml 醋酐，并于 5min 后滴加 77% 的氢氧化钠 2.5ml。然后，每隔 5min 交替滴加醋酐和 77% 的氢氧化钠，每次 2ml。加料期间，反应温度必须维持在 50~55℃、pH 必须保持在 12~13。加料完毕后，继续恒温反应 30min。反应结束后，将反应液倾倒入 250ml 的烧杯中，加入 30ml 水稀释后，以浓盐酸调 pH 至 7。于冰水中放置 1h，并不时搅拌以充分析出固体，经减压抽滤除去沉淀。滤液以浓盐酸调 pH 至 4~5，减压抽滤，得白色固体。以 3 倍量的（3ml/g）10% 的盐酸溶解所得固体，放置 30min 并不时搅拌使其充分溶解。随后，减压抽滤除去不溶物。滤液中加入少量活性炭脱色 10min，减压抽滤除去活性炭后，以 40% 的氢氧化钠溶液调 pH 至 5，放置冷却析出固体。经减压抽滤、干燥后得磺胺醋酰备用，熔点：179~184℃。

4. 注释

（1）77% 氢氧化钠必须是现配现用，否则会沉降，上面变成氢氧化钠饱和溶液，下面是块状固体，无法准确量取。可改用饱和氢氧化钠溶液（52%），也可以维持反应液 pH 在 12～13。

（2）该反应是放热反应，氢氧化钠与醋酐交替加入是为了避免同时加入时产生大量的中和热而使温度急速上升，造成芳伯胺氧化和已生成的磺胺醋酰水解，导致产量降低。因此，反应的温度不能过高，需控制在 50～55℃。

（3）实验过程中使用氢氧化钠溶液的浓度有差别，在实验中切勿用错，否则将影响实验结果。在酰化反应中，保持最佳碱度（反应液 pH 维持在 12～14 左右）是反应能否成功的关键；若碱性过强（pH＞14），酰化反应可能不完全，最终得到磺胺最多，磺胺醋酰次之，磺胺双醋酰较少；若碱性不足（pH＜12），则生成双乙酰磺胺最多，磺胺醋酰次之，磺胺较少。

（4）在酰化反应液的后处理过程中，要仔细分析，确认固体和液体中的哪一种是所需，切勿弄错。

（5）活性炭脱色时，所加入量为产品量的 1% 较为合适，不能太多，否则可能使产品的收率下降。

（二）磺胺醋酰钠的制备

1. 实验原理

2. 原料规格与投料量

名称	规格	用量
磺胺醋酰	自制	上步制得
氢氧化钠溶液	40%	适量

3. 实验步骤　将上步所得的磺胺醋酰移入 100ml 烧杯中，以少量的水浸润后，于水浴上加热至 90℃。用滴管滴加 40% 的氢氧化钠溶液至 pH 为 7～8，趁热过滤，滤液移至烧杯中，冷却析晶。经减压抽滤和干燥，得磺胺醋酰钠，熔点：255～257℃。

4. 注释

（1）反应过程中，必须严格控制温度（温度过高易引起磺胺醋酰水解和氧化，温度低则不易成钠盐），且加热时间不宜过长（约 3～6min 为宜，过长易引起产品氧化和水解），否则影响产量和质量。

（2）应该严格控制氢氧化钠溶液的量，按计算量添加。因磺胺醋酰钠的水溶度大，当氢氧化钠溶液的量多于计算量时，则磺胺醋酰钠的损失较大。必要时，可加入少量丙酮，促使磺胺醋酰钠析出。同时，若氢氧化钠溶液过多，会造成磺胺醋酰钠氧化、水解而导致产量和质量下降。

（3）产品减压抽滤时，可用少量无水乙醇洗涤，严禁用水洗，因为所得产品为钠盐，在水中有较大的溶解度。

◁ 学习小结 ▷

通过本实验，加深对磺胺类药物的结构特点和理化性质的认识，以及在实验中怎样利用这些理化性质对产品进行纯化。

实验思考

1. 磺胺类药物具有什么性质？

2. 酰化反应液处理过程中，pH 为 7 时析出的沉淀物是什么？pH 为 5 时所得白色固体是什么？在 10% 盐酸中不溶的物质是什么？为什么？

3. 在酰化反应过程中，如果反应液的碱性太强，得到最多的将是磺胺，磺胺醋酰次之，磺胺双醋酰较少；如果碱性太弱，得到最多的将是磺胺双醋酰，磺胺醋酰次之，磺胺最少。为什么？

实验七　依达拉奉的合成

化学名：3-甲基-1-苯基-2-吡唑啉-5-酮

结构式：

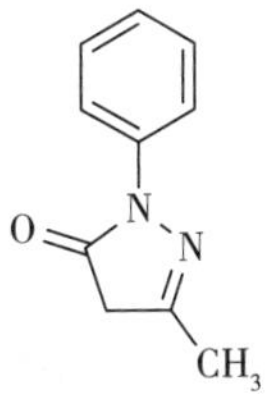

本品为白色或类白色结晶性粉末，无臭。极微溶于水、0.1mol/L 盐酸，在乙腈、丙酮、氢氧化钠溶液中略溶，在乙醇、三氯甲烷中溶解，易溶于甲醇。熔点为 127～130℃。

本品属自由基清除剂。临床用于急性脑梗死和脑水肿，改善中风后神经系统功能，减轻症状，增强活动能力。

【学习目标】

了解依达拉奉合成所涉及的缩合反应原理，掌握其操作方法。

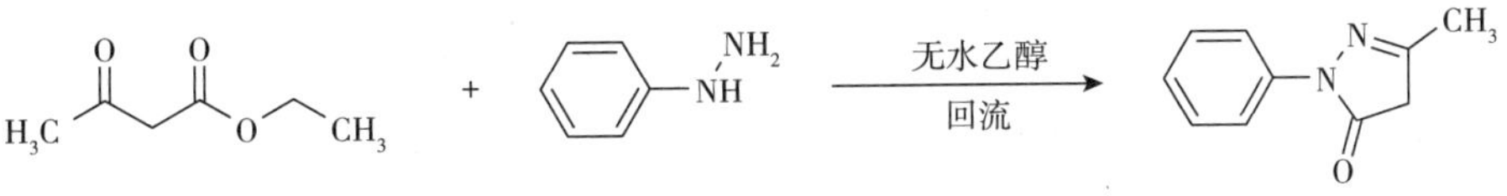

【实验原理】

三、实验方法

1. 原料规格及投料量

名称	规格	用量（摩尔数）
乙酰乙酸乙酯	AR	52ml（0.41mol）
苯肼	CP	40g（0.37mol）
乙醇	CP	60ml

2. 实验步骤　取 250ml 四口烧瓶，安装机械搅拌装置、温度计、滴液漏斗和回流冷凝管，并置水浴中。称取苯肼 40g，倒入四口烧瓶中，再量取乙醇 60ml，用乙醇洗涤量取苯肼的量筒两次，每次 30ml，倒入四口烧瓶中。开启搅拌，设置水浴锅温度为 50℃，开始加热。当四口烧瓶内物料升温到 50℃ 时，

控制温度在 50~55℃ 之间滴加乙酰乙酸乙酯 52ml。滴加结束后，升温使反应液回流，保持回流至反应完全。停止加热，水浴冷却，不断搅拌析晶。待结晶完全后，抽滤，将湿粗品称重，加入到三口瓶中，加入适量乙醇，加热回流使粗品溶解，溶液澄清后停止加热，补加 5~10ml 乙醇，然后加入 0.5g 活性炭，再回流 15min，趁热抽滤，滤液稍微加热后转移到烧杯中，搅拌冷却，析晶完全。抽滤，收集滤饼，60℃ 干燥。得浅黄色至类白色依达拉奉粗品，称重，计算收率。

取依达拉奉粗品，加入到三颈瓶中，用 2 倍量乙醇（g/ml）加热溶解并保温搅拌 10min，趁热过滤，滤液室温搅拌析晶。待充分析晶后，减压过滤收集固体，60℃ 干燥，得白色依达拉奉精品。称重，计算收率，并测定熔点。

3. 注释

（1）须控制乙酰乙酸乙酯滴加速度，控制反应液温度在 50~55℃ 之间。可以通过调节水浴锅内水的温度和滴加速度来控制反应液温度。

（2）回流时间 4~5h，可通过 TLC 监控反应进程，当 TLC 显示原料苯肼的斑点浅到肉眼无法辨认即认为反应完全。

（3）如果自来水冷却不结晶可以向水浴锅中加入适量冰块进行冷却，也可将反应液搅拌过夜结晶。

（4）趁热抽滤时，布氏漏斗需要预热，抽滤时真空不能太大，防止爆沸。

（5）如果粗品颜色较深，可以加适量活性炭脱色。

◁〓 **学习小结** 〓▷

通过本实验，加深对依达拉奉的结构特点、临床功效的认识，掌握依达拉奉合成及精制的操作技能。

◁〓 **实验思考** 〓▷

1. 依达拉奉合成的反应原理是什么？

2. 成环反应为什么要求无水操作？

3. 影响缩合成环反应的主要影响因素有哪些？如果将摩尔投料比（苯肼和乙酰乙酸乙酯）、乙醇用量、回流时间作为反应影响因素。如何用正交设计方法来优化合成工艺？

实验八 盐酸普鲁卡因的合成与稳定性实验

化学名：4-氨基苯甲酸-2-(二乙胺基)乙酯盐酸盐

结构式：

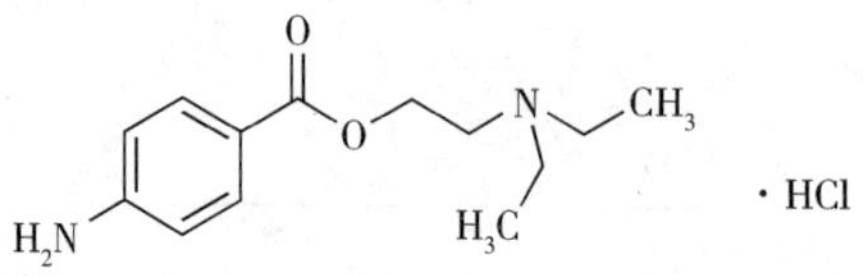

本品为白色结晶或结晶性粉末；无臭，味微苦，随后有麻痹感。在乙醚中几乎不溶，微溶于三氯甲烷，在乙醇中略溶，易溶于水。熔点为 153~157℃。化学结构中含有酯键，其溶液不稳定，易被水解，酸、碱和体内酯酶均能促使其水解。在一定温度下，水解生成对氨基苯甲酸和二乙氨基乙醇，失去局麻作用。在 pH3～3.5，最稳定；pH＜2.5，水解速度增加；pH＞4，随着 pH 的增高，水解速度加快。pH 相同时，温度升高，水解速度加快。

本品为局部麻醉药，作用强，毒性低，无成瘾性。临床上主要用于局部浸润麻醉、蛛网膜下隙阻滞、表面麻醉和局部封闭疗法。

【学习目标】

1. 掌握利用水和二甲苯共沸脱水的原理进行羧酸的酯化操作。

2. 通过盐酸普鲁卡因的合成，学习酯化、还原等单元反应；水溶性大的盐类用盐析法进行分离及精制的方法。

3. 掌握 pH 值对盐酸普鲁卡因溶液稳定性的影响。

4. 了解薄层层析法检查药物中杂质的方法。

【实验原理】

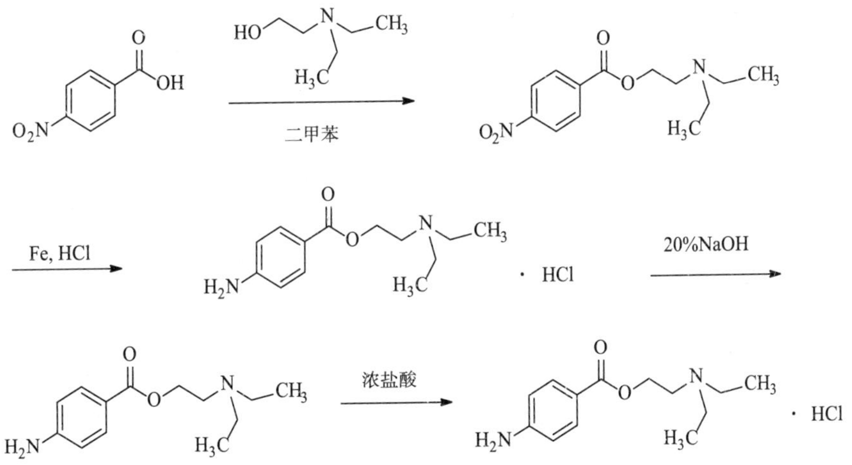

三、实验方法

（一）4-硝基苯甲酸-2-（二乙胺基）乙酯（俗称硝基卡因）的制备

1. 实验原理

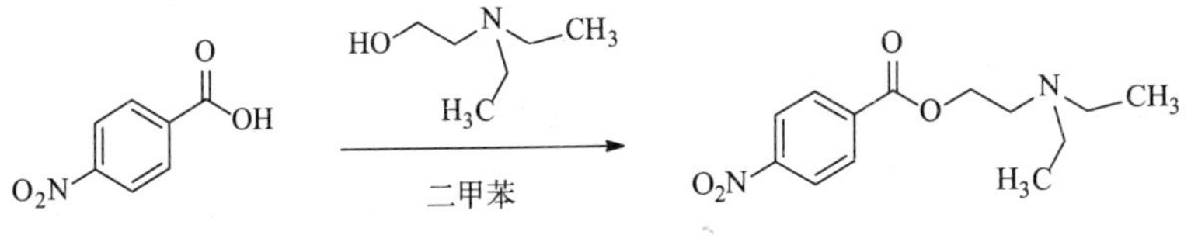

2. 原料规格及投料量

名称	规格	用量
对硝基苯甲酸	CP	20g
β-二乙胺基乙醇	CP	14.7g
二甲苯	CP	150ml
稀盐酸	3%	140ml

3. 实验步骤　将对硝基苯甲酸20g（0.12mol）、β-二乙胺基乙醇14.7g（0.126mol）投入装有温度计、回流冷凝管及分水器的250ml三颈烧瓶中，二甲苯150ml从分水器上口加入，搅拌，加热至回流，共沸带水反应6h。反应完毕，稍放冷，将反应液倒入250ml锥形瓶中，放置冷却，析出固体。将上清液用倾泻法转出，以3%盐酸140ml分3次萃取，合并萃取液（含硝基卡因），备用（如合并萃取液有沉淀，过滤，除去未反应的对硝基苯甲酸）。

4. 注释

（1）羧酸与醇脱水成酯反应是一个可逆反应，为使平衡向右移动，需向反应体系中不断加入反应原料或不断除去生成物。本反应利用二甲苯和水形成共沸混合物的原理，将水分除去以打破平衡，使酯化反应趋于完全。由于水的存在会对反应产生不利影响，故反应所涉及的原料、试剂和仪器应事先干燥。

（2）考虑到教学实验的需要和可能，将分水反应时间定为6h，若延长反应时间，收率尚可提高。

（3）未反应的原料对硝基苯甲酸应除尽，否则会影响产品质量，回收的对硝基苯甲酸经处理后可以套用。

（二）普鲁卡因的制备

1. 实验原理

2. 原料规格及投料量

名称	规格	用量
硝基卡因	自制	
氢氧化钠	20%	适量
铁粉	CP	47g
稀盐酸	10%	适量
硫化钠溶液	饱和	适量
活性炭		0.3g

3. 实验步骤　将上步得到的萃取液转移至装有搅拌器、温度计的250ml三颈烧瓶中，搅拌下用20%氢氧化钠溶液调pH至4.0~4.2。充分搅拌下，于25℃分次加入铁粉47g（提前活化），注意控制温度不超过70℃（必要时可冷却），待铁粉加毕，于40~45℃保温反应2h。抽滤，滤渣用少量水洗涤两次，洗液合并于滤液中，用少量稀盐酸酸化至pH5。再用饱和硫化钠溶液调pH至7.8~8.0，以沉淀反应液中的铁盐，抽滤，滤渣用少量水洗涤两次，合并洗液与滤液，用稀盐酸酸化至pH6。加活性炭0.3g，于50~60℃保温反应10min，趁热抽滤，滤渣用少量水洗涤一次，将滤液冷却至10℃以下，用20%氢氧化钠碱化至普鲁卡因全部析出（pH9.5~10.5），过滤，抽干得普鲁卡因，备用。

4. 注释

（1）铁粉活化的目的是除去其表面的铁锈。方法是：取铁粉47g，加水100ml，浓盐酸0.7ml，加热至微沸，用水倾泻法洗至近中性，置水中保存待用。

（2）该还原反应为放热反应，加入铁粉后温度会自然上升，因此铁粉应分次加入，以免反应过于激烈。铁粉加毕，待其温度降至45℃进行保温反应。反应过程中在铁粉的作用下，首先生成绿色

$Fe(OH)_2$沉淀，接着变成棕色$Fe(OH)_3$，然后转变成棕黑色的Fe_3O_4。若不转变为棕黑色，可能反应尚未完全。可补加适量铁粉，继续反应一段时间。

（3）多余的铁粉可用硫化钠除去，而过量的硫化钠加酸后可使其形成胶体硫，加活性炭后过滤，便可除去。

（三）盐酸普鲁卡因的制备

1. 实验原理

2. 原料规格及投料量

名称	规格	用量
普鲁卡因	自制	上步制得
浓盐酸	CP	适量
连二亚硫酸钠（保险粉）	CP	适量
乙醇	95%	适量

3. 实验步骤

（1）成盐

方法一：将上步制得的普鲁卡因置于50ml烧杯中，慢慢用浓盐酸调pH至5.5，水浴加热至60℃，加精制食盐至饱和，升温至60℃，加入适量连二亚硫酸钠（俗称保险粉），再升温至65～70℃，趁热抽滤，滤液转移至锥形瓶中，冷却至10℃以下使结晶完全析出，过滤，即得盐酸普鲁卡因粗品。

方法二：将上步制得的普鲁卡因置于100ml烧杯中，慢慢滴加无水乙醇至恰好溶解，过滤（如无沉淀可不过滤），滴加浓盐酸调pH至5.5，冰水浴冷却，析晶，过滤，得盐酸普鲁卡因粗品。

（2）精制

方法一：将粗品置于烧杯中，维持在70℃滴加蒸馏水至恰好溶解。加入适量的保险粉，于70℃保温反应10min，趁热过滤，滤液用冰浴冷却，使结晶析出完全。过滤，滤饼用少量冷乙醇洗涤两次，干燥，得盐酸普鲁卡因精品。

方法二：将盐酸普鲁卡因粗品置于100ml圆底烧瓶，装上球形冷凝管并通冷凝水，滴加95%乙醇至微沸时恰好溶解，加入适量的保险粉，继续微沸5min，趁热抽滤，滤液冷却，析出固体，抽滤，得盐酸普鲁卡因精品，测定熔点（理论值153～157℃），计算收率。

4. 注释

（1）盐酸普鲁卡因水溶性很大，用水量需严格控制，所用仪器必须干燥，否则影响收率。

（2）普鲁卡因结构中有两个碱性中心，成盐时必须严格控制pH为5.5，以免芳氨基成盐。

（3）保险粉为强还原剂，可防止芳氨基氧化，并可除去有色杂质，以保证产品色泽洁白，若用量过多，则成品含硫量不合格，一般为普鲁卡因投料量的1%。

（四）结构确证

1. 标准物TLC对照法、红外吸收光谱法。

2. 核磁共振波谱法。

（五）盐酸普鲁卡因的稳定性实验

1. 实验原理

2. 原料规格及投料量

名称	规格	用量
硅胶 GF_{254} 粉	CP	2.5g
羧甲基纤维素钠溶液	0.5%	7.5ml
对氨基苯甲酸溶液	0.2%	适量
盐酸普鲁卡因溶液	0.4%	适量
盐酸	0.1mol/L	适量
盐酸	1%	适量
盐酸	30%	25ml
氢氧化钠	0.1mol/L	适量
对二甲氨基苯甲醛	CP	1g
甲醇	CP	75ml
丙酮	CP	适量

3. 实验步骤

（1）薄层层析板的制备　取层析用硅胶 GF_{254} 粉 2.5g，加 0.5% 羧甲基纤维素钠溶液 7.5ml，于研钵中研磨成糊状，倾倒于平滑洁净玻璃板（5cm×20cm）中间，左右前后摇动，涂铺展开，使其布满玻璃板，再轻敲玻璃板边缘，使其分布均匀后，放在水平台面上阴干，备用。

（2）试液的制备

① 标准液的制备　0.2% 对氨基苯甲酸溶液，作为点样液 A；0.4% 盐酸普鲁卡因溶液，作为点样液 B。

② 供试液的制备　取 0.4% 盐酸普鲁卡因溶液 5ml，用 0.1mol/L 盐酸调至 pH2～3，沸水浴中加热 25min，倾入 10ml 烧杯中，作为点样液 C。另取 0.4% 盐酸普鲁卡因溶液 5ml，用 0.1mol/L 氢氧化钠调至 pH9～10，沸水浴中加热 25min，倾入 10ml 烧杯中，作为点样液 D。

③ 点样　在制备好的层析板上，距下端边缘 2.5cm 处，分别用毛细管取点样液 A、B、C、D 进行点样，两点间距离 1cm，与靠边一侧相距约 1cm。

④ 展开　用丙酮与 1% 盐酸（9∶1）混合液作为展开剂，置于密闭的层析槽中，待饱和 30min 后，将已点样的层析板放入，用倾斜上行法展开，展开剂上升与点样的位置相距一定距离处（一般为 10～15cm）取出层析板，风干。

⑤ 显色　用对二甲氨基苯甲醛试液（对二甲氨基苯甲醛 1g，溶于 30% 盐酸 25ml 及甲醇 75ml 混合液中）喷雾显色，或在紫外灯下观察展开的斑点，用铅笔画好。

⑥ 计算　根据点样原点到上行色点中心距离与点样原点到展开剂上行的前沿距离相比求出比移值（R_f 值）。

4. 注释

（1）铺板用的糊状匀浆不宜过稠或过稀。过稠，层析板容易出现拖动或停顿造成的层纹；过稀，水蒸发后，层析板表面较粗糙。

（2）涂层不宜过薄或过厚。涂层过薄，点样易过载，容易拖尾；涂层过厚，显色不明显。

（3）将层析板展开之前，应事先将配好的展开剂倒入层析槽中，盖上层析槽的盖子饱和30min，以防止边沿效应。

学习小结

通过本实验，加深学生对盐酸普鲁卡因制备过程中反应条件选择的理解，以及在实验中怎样利用重结晶技术对产品进行纯化。

实验思考

1. 在盐酸普鲁卡因的制备中，为何用对硝基苯甲酸将原料先酯化，然后再进行还原；能否反之，先还原后酯化，即用对氨基苯甲酸为原料进行酯化？为什么？

2. 酯化反应中，为何用二甲苯做溶剂？

3. 酯化反应结束后，放冷除去的固体是什么？为什么要除去？

4. 在铁粉还原过程中，为什么会发生颜色变化？说出其反应机制。

5. 还原反应结束，为什么要加入硫化钠？

6. 在盐酸普鲁卡因成盐和精制时，为什么要加入保险粉？解释其原理。

7. 盐酸普鲁卡因溶液的稳定性受哪些因素的影响？

8. 为什么用对二甲氨基苯甲醛试液显色？

9. 薄层层析法在药物分析中有何用途？

实验九 对氯苯氧异丁酸盐的合成

化学名：2-甲基-2-(4-氯苯氧基)丙酸(铝、钙)盐

结构式：

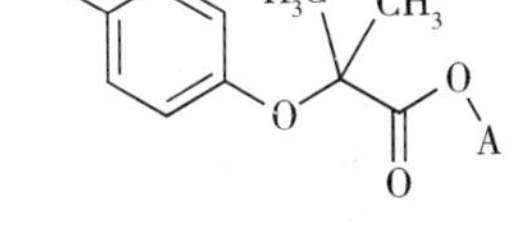

本品为白色或类白色粉末，遇光颜色渐变深。在水中几乎不溶，易溶于乙醇、丙酮、三氯甲烷、乙醚或石油醚中。

本品有明显的降三酰甘油作用，能抑制肝分泌脂蛋白，抑制三酰甘油的合成，还具有降低腺苷环化酶的活性和抑制乙酰辅酶A的作用。

【学习目标】

1. 掌握对氯苯氧异丁酸盐合成中缩合反应原理及产品精制操作方法。

2. 了解和掌握成盐方法，原理以及基本操作。

3. 掌握成钙盐方法并与成铝盐方法进行比较。

【实验方法】

（一）缩合反应

1. 实验原理

2. 原料规格及投料量

名称	规格	重量（摩尔数）
对氯苯酚	工业级	12.9g（0.1mol）
氢氧化钠	CP	21.2g（0.53mol）
丙酮	CP	64.6ml（0.88mol）
三氯甲烷	CP	10.5ml（0.13mol）
盐酸溶液	15%	适量

3. 实验步骤

（1）缩合反应　在装有液封搅拌、冷凝器、滴加漏斗和温度计（100℃）的干燥的四口瓶（250ml）中，投入对氯苯酚、丙酮（注1），开搅拌，再分次投入 NaOH，充分搅拌，使 NaOH 混悬在反应液中。开启水浴加热，至内温42℃左右，通过恒压漏斗开始缓慢滴加计算量的三氯甲烷，滴加三氯甲烷时反应温度始终控制在42~48℃之间，不得超过50℃（注2）。滴加完毕后，提高反应温度，在50~59℃保持搅拌回流1.5h，保温完毕，停止搅拌。将回流装置转变为蒸馏装置，在缓缓搅拌下，蒸馏回收丙酮，至反应物呈稠糊状时，加入热水100ml，加热升温使反应物全部溶解，进行第二次蒸馏丙酮。蒸馏丙酮完毕后（注3），撤去水浴，将瓶中反应物倒入250ml 的烧杯中，在搅拌下用15% HCl 中和至 pH=2 后，继续搅拌冷却至结晶产生，进行下一步精制。

（2）精制　将结晶液先倾去上层大部分水，用玻棒将结晶块轻轻捣碎，抽滤，结晶先用水洗涤二次，每次15ml，抽干；石油醚洗二次，每次15ml，抽滤；又水洗二次，每次15ml，抽干；用甲苯洗二次，每次15ml，抽干；最后水洗二次，每次15ml，压紧抽干，得淡黄色的对氯苯氧异丁酸粗品，称重。

取上述粗品12.5g 置于250ml 烧杯中，加入蒸馏水40ml，水浴加热至60~65℃，搅拌下用10% NaOH溶液调节 pH=8，加活性炭0.4g，搅拌保温15min，趁热抽滤，将滤液温度调节至55℃时，用15% 盐酸调节至 pH=2，放置冷水浴中冷却30min，析出沉淀，抽滤，滤饼用蒸馏水洗涤5次，每次20ml，取出沉淀，置红外灯下干燥，得白色结晶粉末，称重，测熔点（熔点为120~122℃）。计算收率。

注1：用丙酮分2次洗涤称量对氯苯酚的烧杯或量筒，再将剩余丙酮投入到四口瓶，减少对氯苯酚的损失。

注2：通过调节水浴温度和滴加速度调节反应液温度。

注3：根据馏出液速度和反应液温度判断丙酮是否蒸馏完全。

附：对氯苯氧异丁酸 TLC 反应终点的判断

方法：薄层层析法

固定相：硅胶 G

展开剂：三氯甲烷 – 甲醇（7∶3）

点样量：各 10μl（对氯苯酚甲醇溶液 1mg/ml 和反应液）

显色：紫外灯 254nm 处检视

4. 注释

（1）缩合反应时，所用的仪器必须事前干燥，原料必须无水，水的存在必将使收率降低。因此需用液封装置，回流冷凝管需装上 CaCl₂ 干燥管，所用仪器在使用前需要提前干燥。

（2）缩合反应所用的催化剂必须是强碱，如固体 NaOH、KOH，颗粒状碱比片碱更好，液碱则不行。

（3）缩合反应的收率与反应温度很有关系，反应温度高，加热时间长，将使油状物增多，因而要控制反应温度及避免加热时间过长。

（4）缩合产物对氯苯氧异丁酸可溶于丙酮，所以反应结束后回收丙酮时，必须尽量回收完全，否则收率降低。

（5）在精制时的洗涤一定为使用水、石油醚、水和甲苯交替洗涤，以除去有机和无机杂质，保证产品质量。

（二）成铝盐

1. 实验原理

2. 原料规格及投料量

名称	规格	用量（摩尔数）
对氯苯氧异丁酸	自制	5.4g（0.03mol）
氢氧化钠	CP	1.46g（0.04mol）
氯化铝	CP	3.0g（0.03mol）
水		54.5ml

3. 实验步骤 先用 NaOH 1.46g，水 38ml 配成浓度为 4% 的 NaOH 溶液，加入 5.4g 对氯苯氧异丁酸（注1），搅拌溶解，备用。如果溶液不澄清，浑浊，需过滤，滤液备用。

将盛有氯化铝溶液（注2）的三口瓶置水浴加热，安装温度计和滴液漏斗，开动搅拌，当内温为 70℃ 时，将对氯苯氧异丁酸碱性溶液通过滴液漏斗滴加到三口瓶中，立即产生白色沉淀，滴加完毕后，反应液控制在 pH3～4，搅拌保温反应半小时，趁热抽滤，滤饼用水洗涤 5 次，每次 20ml，洗涤结束后压紧抽干，置红外灯下干燥，得对氯苯氧异丁酸铝盐，称重，计算收率。

注1：对氯苯氧异丁酸的熔点为 120～122℃，投料前测对氯苯氧异丁酸的熔点，如果低于该熔点则

需重新精制。

注 2：氯化铝溶液的制备方法为将 3.0g 结晶氯化铝置于 150ml 高型烧杯中，加水 16.5ml，搅拌溶解，备用，如果溶液不澄清，浑浊，需过滤。

4. 注释

（1）成铝盐时控制反应液维持在 pH3 ~ 4，酸性过大，会产生对氯苯氧异丁酸沉淀，酸性过小（或碱性）又会产生氢氧化铝沉淀，所以加入时，一定是将对氯苯氧异丁酸碱性溶液滴入氯化铝溶液中，不能反过来操作，而且加入速度必须由滴液漏斗缓缓滴加，如一次加入或加入太快，会使局部反应液碱度过大，也可造成局部氢氧化铝沉淀。

（三）成钙盐

1. 实验原理

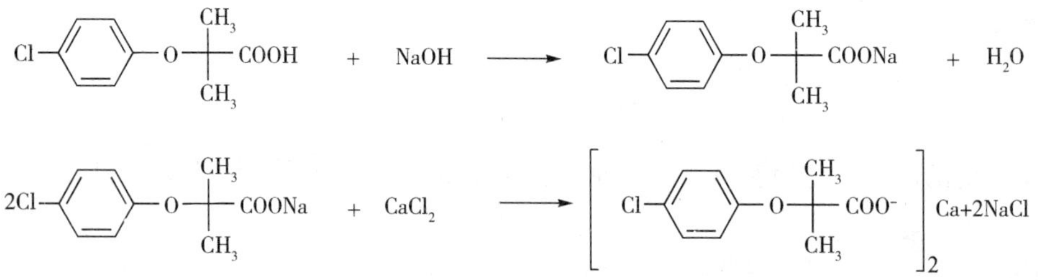

2. 原料规格及投料量

名称	规格	用量（摩尔数）
对氯苯氧异丁酸	自制	5.4g（0.03mol）
氢氧化钠	10%	适量
氯化钙	20%	适量

3. 实验步骤　将对氯苯氧异丁酸置于 150ml 高型烧杯中，不断搅拌下分次加入 10% NaOH 溶液，调节 pH6 ~ 7，加入活性炭，于 60℃ 搅拌脱色 15min，趁热过滤，取滤液在搅拌下于 70 ~ 75℃ 时，滴入 20% 氯化钙溶液，控制反应液中性，至母液加氯化钙溶液无白色沉淀析出为止，过滤，滤液用水洗涤 5 次，压紧抽干，于 90℃ 干燥，得氯贝酸钙，称重，计算收率。

◁ **学习小结** ▷

通过本实验，掌握缩合反应的原理及基本操作技术，了解成铝盐和成钙盐的方法，并进行比较。

◁ **实验思考** ▷

1. 缩合反应为什么要求无水操作？

2. 处理对氯苯氧异丁酸结晶时为何要多次用氢氧化钠溶液和 15% 盐酸进行处理？

3. 从对氯苯氧异丁酸的处理来看，你认为对于一个已知的中间产物，应如何确定其纯度就可以进行下一步反应？

实验十　反式硝基苯乙烯的合成

化学名：反式 1-(2-硝基乙烯基)苯,β-硝基苯乙烯
结构式：

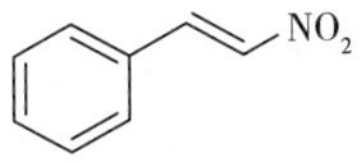

本品为淡黄绿色结晶性粉末；无臭，微苦。不溶于水，易溶于醚、三氯甲烷、二硫化碳和苯。熔点为 55~58℃。

本品为合成有机化学中广泛应用的中间体，此类化合物表现出抗癌、抗菌、抗炎和抗血小板活性。

【学习目标】

1. 掌握硝基烯烃的制备原理及方法。
2. 学习使用冰浴搭建低温反应体系的方法。
3. 进一步掌握磁力搅拌器的使用、抽滤等基本操作方法。

【实验原理】

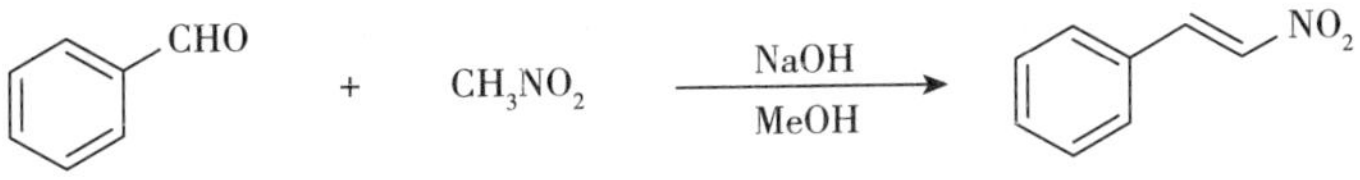

【实验方法】

1. 实验原理

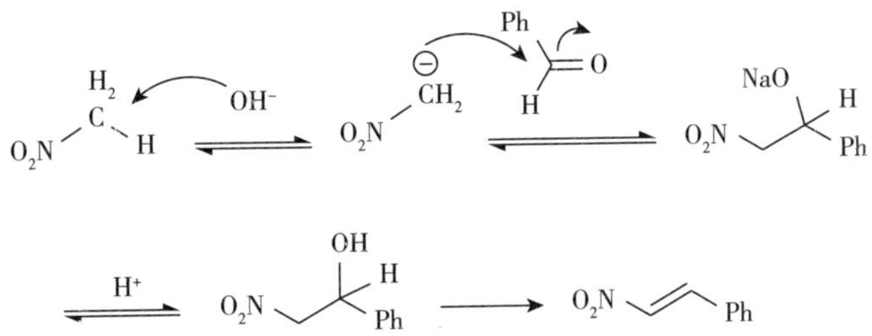

2. 原料规格及投料量

名称	规格	用量
苯甲醛	AR	4.8ml
硝基甲烷	AR	3.0ml
氢氧化钠	AR	2.1g
甲醇	AR	5.0ml

3. 实验步骤　在装有磁力搅拌子的 100ml 圆底烧瓶中，依次加入苯甲醛 4.8ml，硝基甲烷 3.0ml，甲醇 20ml，将上述混合液置于冰浴条件下搅拌 10min。另取一个 10ml 的烧杯，快速称入氢氧化钠 2.1g，并加入甲醇 5ml，用玻璃棒搅拌，尽量捣碎成糊状。使用胶头滴管，将上述氢氧化钠-甲醇混悬液缓慢滴加至冰浴搅拌的苯甲醛-硝基甲烷-甲醇溶液中。滴加过程中会有固体产生。滴加完毕，继续反应 1h。

准备一个 250ml 的烧杯，装入 100ml 碎冰，在搅拌下加入 30ml 浓盐酸。向装有反应混合物的圆底烧瓶中加入 20ml 水，将反应混合物和搅拌子一起倒入上述烧杯中（若烧瓶中含有固体残留，则再加5～10ml 水溶解），搅拌 10～20min，待固体充分析出后，用布氏漏斗和抽滤瓶抽滤，并用少量冰乙醇洗涤滤饼，收集滤饼，得淡黄绿色固体粉末。

4. 注释

（1）硝基甲烷强烈震动、受热或遇无机碱类、氧化剂等能引起爆炸。

（2）NaOH 在甲醇中溶解性不好，应优先选用小颗粒状氢氧化钠，避免选用块状氢氧化钠，以便用甲醇将 NaOH 捣碎成糊状，便于滴加。

（3）反应需在低温下（不高于5℃）进行，苯甲醛－硝基甲烷－甲醇溶液需要充分预降温（冰浴搅拌至少 10min），氢氧化钠－甲醇混悬液滴加速度要慢，以避免 NaOH 与硝基甲烷反应时局部温度过高，引起反应收率降低甚至引起爆炸等危险。

（4）稀释浓盐酸：先加碎冰，后加酸。稀释浓盐酸时注意挥发出来的雾状盐酸，会伤害人的呼吸系统。

学习小结

通过本实验，掌握硝基烯烃的制备方法，学习其化学性质和反应活性。学习 Henry 硝化反应的原理及基本实验操作和用冰浴搭建低温反应体系的方法。

实验思考

1. Henry 硝化反应的原理是什么？
2. 硝基烯烃具有什么化学性质，可进一步发生什么反应？
3. 为什么要使用碎冰稀释浓盐酸？
4. 用布氏漏斗抽滤时应该注意哪些操作？

实验十一　乙酰苯胺的合成

化学名：N-乙酰苯胺
结构式：

$$\text{⟨⟩—NHCOCH}_3$$

本品为白色有光泽片状结晶或白色结晶粉末；无臭。微溶于冷水，溶于热水、甲醇、乙醇、乙醚、三氯甲烷、丙酮、甘油和苯等。熔点为 135～136℃。在空气中稳定，遇酸或碱性水溶液易分解成苯胺及乙酸。

乙酰苯胺是磺胺类药物的原料，可用作止痛剂、退热剂（俗称"退热冰"）、防腐剂和染料中间体。

【学习目标】

1. 熟悉乙酰化反应的机理和意义。

2. 掌握分馏装置的组装技术。

3. 掌握重结晶、抽滤等实验技巧。

【实验原理】

本实验涉及四个有机化学中常见的官能团。反应物均为液体而其中一个产物为固体。本反应由苯胺与醋酸反应，生成乙酰苯胺和水。

合成路线如下：

$$\text{—NH}_2 \ + \ CH_3COOH \ \Longrightarrow \ \text{—NHCOCH}_3 \ + \ H_2O$$

【实验方法】

1. 原料规格及投料量

名称	规格	用量
苯胺	CP	5ml
冰醋酸	CP	8.5ml
锌粉	CP	0.1g
活性炭	CP	0.5g

2. 实验步骤　在100ml圆底烧瓶中，加入5ml新蒸馏的苯胺、8.5ml冰醋酸和0.1g锌粉。立即装上分馏柱，在柱顶安装一支温度计，用小量筒收集蒸出的液体。加热至反应物沸腾。当温度升至约105℃时有液体馏出。维持温度在105℃左右约30min，这时反应所生成的水基本蒸出。当温度计的读数不断下降时，则反应达到终点，即可停止加热。

在烧杯中加入100ml冷水，将反应液趁热以细流倒入水中，边倒边不断搅拌，此时有细粒状固体析出。冷却3~5min后抽滤，并用少量冷水洗涤固体，得到白色或带黄色的乙酰苯胺粗品，称重。

将粗产品转移到烧杯中，加入20倍的水，在搅拌下加热至沸腾。观察是否有未溶解的油状物，如有，则补加水，直到油珠全溶。稍冷后，加入0.5g活性炭，并煮沸10min。在保温漏斗中趁热过滤除去活性炭。滤液倒入烧杯中。自然冷却至室温，再冰水冷却，待结晶完全析出后，进行抽滤。用少量冷水洗涤滤饼两次，压紧抽干。将结晶转移至表面皿中，自然晾干后称量，计算产率。

3. 注释

（1）反应时间至少30min。否则反应可能不完全而影响产率。

（2）反应时分馏温度不能太高，以免大量乙酸蒸出而降低产率。

◁ **学习小结** ▷

通过本实验，学习分馏装置的搭建方法及分馏操作的注意事项，巩固乙酰化反应原理及重结晶的操作。

◆◇◆ **实验思考** ◆◇◆

1. 合成乙酰苯胺时，柱顶温度为什么要控制在 105℃左右？

2. 合成乙酰苯胺时，锌粉起什么作用？加多少合适？

3. 合成乙酰苯胺时，为什么选用韦氏分馏柱？

4. 重结晶时，加热溶解乙酰苯胺的粗产物，为何先加入少于计算量的溶剂，然后渐渐添加至刚好溶解，最后再多加少量溶剂？

5. 为什么活性炭要在固体物质完全溶解后加入？

6. 用醋酸直接酰化和用醋酐进行酰化有什么优缺点？除此之外，还有哪些乙酰化试剂？

实验十二　氯霉素的合成

化学名：*D*-苏式-(-)-*N*-[*α*-(羟基甲基)-*β*-羟基-对硝基苯乙基]-2,2-二氯乙酰胺

结构式：

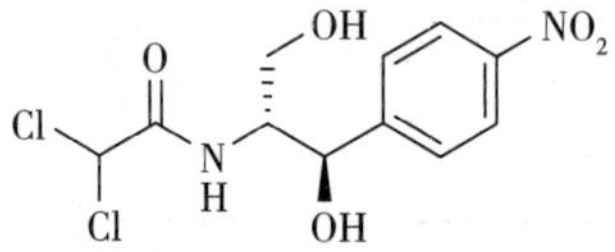

氯霉素为白色或微黄色的针状、长片状结晶或结晶性粉末，味苦。易溶于甲醇、乙醇、丙酮或丙二醇中，微溶于水。熔点为 149~153℃。

本品属广谱抑菌抗生素，是治疗伤寒、副伤寒的首选药，治疗厌氧菌感染的特效药物之一，其次用于敏感微生物所致的各种感染性疾病的治疗。由于不良反应严重现用得越来越少。

【学习目标】

1. 熟悉溴化、Delepine 反应、乙酰化、羟甲基化、Meerwein – Ponndorf – Verley 羰基还原、水解、拆分、二氯乙酰化等反应的原理。

2. 掌握各步反应的基本操作和终点的控制。

3. 熟悉氯霉素及其中间体的立体化学。

4. 了解播种结晶法拆分外消旋体的原理，熟悉操作过程。

5. 掌握利用旋光仪测定光学异构体质量的方法。

【实验原理】

氯霉素分子中有两个手性碳原子，有四个旋光异构体。化学结构式为：

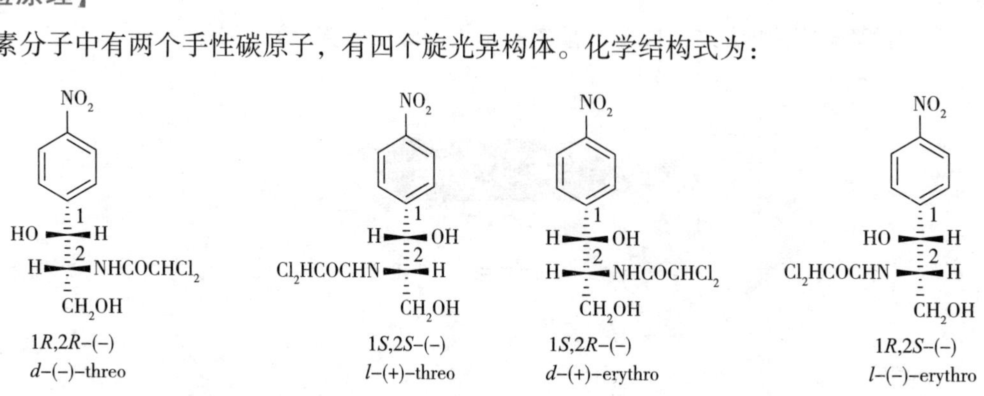

上面四个异构体中仅 $1R,2R$ (-) 〔或 d (-) 苏阿糖型〕有抗菌活性，为临床使用的氯霉素。合成路线如下。

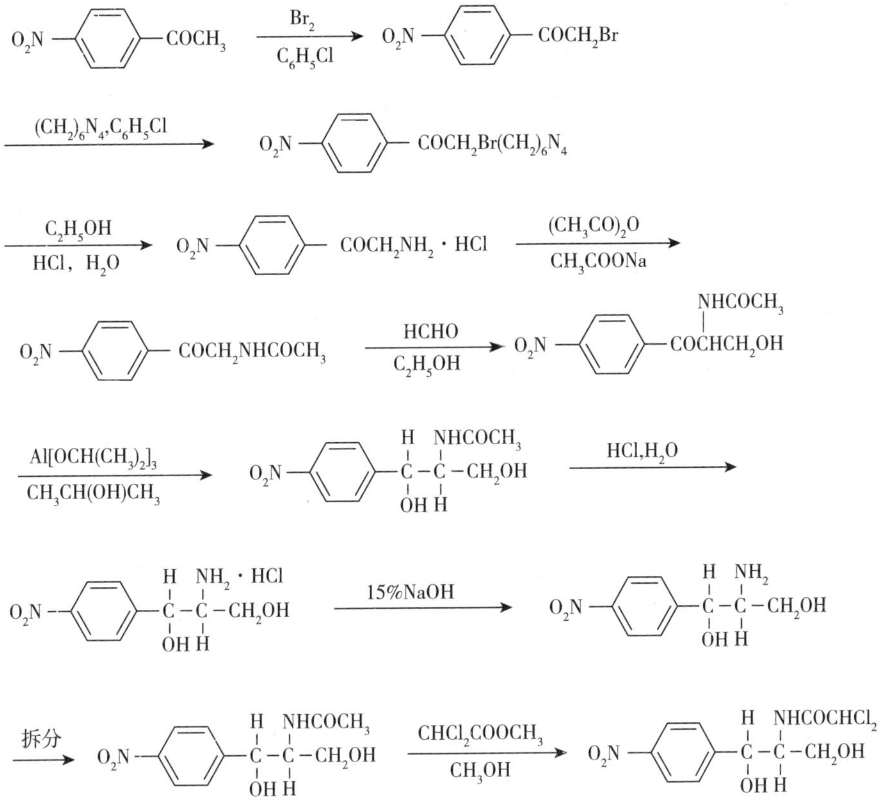

【实验方法】

（一）对硝基 α-溴代苯乙酮的制备

在装有搅拌器、温度计、冷凝管、滴液漏斗的 250ml 四颈瓶中，加入对硝基苯乙酮 10g，氯苯 75ml，于 25～28℃搅拌使溶解。从滴液漏斗中滴加溴 9.7g。首先滴加溴 2～3 滴，反应液即呈棕红色，10min 内褪成橙色表示反应开始；继续滴加剩余的溴，约 1～1.5h 加完，继续搅拌 1.5h，反应温度保持在 25～28℃。反应完毕，水泵减压抽去溴化氢约 30min，得对硝基 α-溴代苯乙酮氯苯溶液，备用。

注释：

（1）制备氯霉素的实验原理除以对硝基苯乙酮为原料的对酮法外，还有成肟法、苯乙烯法、肉桂醇法、溴苯乙烯法以及苯丝氨酸法等。

（2）冷凝管口上端装有气体吸收装置，吸收反应中生成的溴化氢。

（3）所用仪器应干燥，试剂均需无水。少量水分将使反应诱导期延长，较多水分甚至导致反应不能进行。

（4）若滴加溴后较长时间不反应，可适当提高温度，但不能超过 50℃，当反应开始后要立即降低到规定温度。

（5）滴加溴的速度不宜太快，滴加速度太快及反应温度过高，不仅使溴积聚易逸出，而且还导致二溴化合物的生成。

（6）溴化氢应尽可能除尽，以免消耗过多的六亚甲基四胺。

（二）对硝基 α-溴化苯乙酮六亚甲基四胺盐的制备

在装有搅拌器、温度计的 250ml 三颈瓶中，依次加入上步制备好的对硝基 α-溴代苯乙酮和氯苯

20ml，冷却至15℃以下，在搅拌下加入六亚甲基四胺（乌洛托品）粉末8.5g，温度控制在28℃以下，加毕，加热至35～36℃，保温反应1h，测定终点。如反应已到终点，继续在35～36℃反应20min，即得对硝基α-溴代苯乙酮六亚甲基四胺盐（简称成盐物），然后冷至16～18℃，备用。

注释：

（1）此反应需无水条件，所用仪器及原料需经干燥，若有水分带入，易导致产物分解，生成胶状物。

（2）反应终点测定：取反应液少许，过滤，取滤液1ml，加入等量4%六亚甲基四胺的三氯甲烷溶液，温热片刻，如不呈混浊，表示反应已经完全。

（3）对硝基α-溴代苯乙酮六亚甲基四胺盐在空气中及干燥时极易分解，因此制成的复盐应立即进行下步反应，不宜超过12h。

（4）复盐成品：熔点118～120℃（分解）。

（三）对硝基-α-氨基苯乙酮盐酸盐的制备

在上步制备的成盐物氯苯溶液中加入精制食盐3g，浓盐酸17.2ml，冷至6～12℃，搅拌3～5min，使成盐物呈颗粒状，待氯苯溶液澄清分层，分出氯苯。立即加入乙醇37.7ml，搅拌，加热，0.5h后升温到32～35℃，保温反应5h。冷至5℃以下，过滤，滤饼转移到烧杯中加水19ml，在32～36℃搅拌30min，再冷至-2℃，过滤，用预冷到2～3℃的6ml乙醇洗涤，抽干，得对硝基-α-氨基苯乙酮盐酸盐（简称水解物），熔点250℃（分解），备用。

注释：

（1）对硝基-α-溴代苯乙酮与六亚甲基四胺（乌洛托品）反应生成季铵盐，然后在酸性条件下水解成对硝基-α-氨基苯乙酮盐酸盐。该反应称Delepine反应。

（2）加入精盐在于减小对硝基-α-氨基苯乙酮盐酸盐的溶解度。

（3）成盐物水解要保持足够的酸度，所以与盐酸的摩尔比应在3以上。用量不仅导致生成醛等副反应（Sommolet反应），而且对硝基-α-氨基苯乙酮游离碱本身亦不稳定，可发生双分子缩合，然后在空气中氧化成紫红色吡嗪化合物。此外，为保持水解液有足够酸度，应先加盐酸后加乙醇，以免生成醛等副反应。

（4）温度过高也易发生副反应，增加醛等副产物的生成。

（四）对硝基-α-乙酰胺基苯乙酮的制备

在装有搅拌器、回流冷凝器、温度计和滴液漏斗的250ml四颈瓶中，放入上步制得的水解物及水20ml，搅拌均匀后冷至0～5℃。在搅拌下加入醋酐9ml。另取40%的醋酸钠溶液29ml，用滴液漏斗在30min内滴入反应液中，滴加时反应温度不超过15℃。滴毕，升温到14～15℃，搅拌1h（反应液始终保持在pH3.5～4.5），再补加醋酐1ml，搅拌10min，测定终点。如反应已完全，立即过滤，滤饼用冰水搅成糊状，过滤，用饱和碳酸氢钠溶液中和至pH7.2～7.5，抽滤，再用冰水洗至中性，抽干，得淡黄色结晶（简称乙酰化物），熔点161～163℃。

注释：

（1）该反应需在酸性条件下（pH3.5～4.5）进行，因此必须先加醋酐，后加醋酸钠溶液，次序不能颠倒。

（2）反应终点测定：取反应液少许，加入$NaHCO_3$中和至碱性，于40～45℃温热30min，不应呈红色。若反应未达终点，可补加适量的醋酐和醋酸钠继续酰化。

（3）乙酰化物遇光易变红色，应避光保存。

（五）对硝基-α-乙酰氨基-β-羟基苯丙酮的制备

在装有搅拌器、回流冷凝管、温度计的 250ml 三颈瓶中，投入乙酰化物及乙醇 15ml，甲醛 4.3ml，搅拌均匀后用少量 NaHCO$_3$ 饱和溶液调 pH7.2～7.5。搅拌下缓慢升温，大约 40min 达到 32～35℃，再继续升温至 36～37℃，直到反应完全。迅速冷却至 0℃，过滤，用 25ml 冰水分次洗涤，抽滤，干燥得对硝基-α-乙酰氨基-β-羟基苯丙酮（简称缩合物），熔点 166～167℃。

注释：

（1）本反应碱性催化的 pH 值不宜太高，pH7.2～7.5 较适宜。pH 过低反应不易进行，pH 大于 7.8 时有可能与两分子甲醛形成双缩合物。甲醛的用量对反应也有一定影响，如甲醛过量太多，亦有利于双缩合物的形成；用量过少，可导致一分子甲醛与两分子乙酰化物缩合。

为了减少上述副反应，甲醛用量控制在过量 40% 左右（摩尔比约为 1：1.4）为宜。

（2）反应温度过高也有双缩合物生成，甚至导致产物脱水形成烯烃。

（3）反应终点测定：用玻棒蘸取少许反应液于载玻片上，加水 1 滴稀释后置显微镜下观察，如仅有羟甲基化合物的方晶而找不到乙酰化物的针晶，即为反应终点（约需 3h）。

（六）异丙醇铝的制备

在装有搅拌器、回流冷凝管、温度计的三颈瓶中依次投入剪碎的铝片 2.7g，无水异丙醇 63ml 和无水三氯化铝 0.3g。在油浴上回流加热至铝片全部溶解，冷却到室温，备用。

注释：

（1）所用仪器、试剂均应干燥无水。

（2）回流开始要密切注意反应情况，如反应太剧烈，需撤去油浴，必要时采取适当降温措施。

（3）如果无水异丙醇、无水三氯化铝质量好，铝片剪得较细，反应很快进行，需 1～2h，即可完成。

（七）dl-苏阿糖型-1-对硝基苯基-2-氨基-1,3-丙二醇的制备

在上步制备异丙醇铝的三颈瓶中加入无水三氯化铝 1.35g，加热到 44～46℃，搅拌 30min。降温到 30℃，加入缩合物 10g。然后缓慢加热，约 30min 内升温到 58～60℃，继续反应 4h。冷却到 10℃ 以下，滴加浓盐酸 70ml。滴毕，加热到 70～75℃，水解 2h（最后 0.5h 加入活性炭脱色），趁热过滤，滤液冷至 5℃ 以下，放置 1h。过滤析出的固体，用少量 20% 盐酸（预冷至 5℃ 以下）8ml 洗涤。然后将固体溶于 12ml 水中，加热到 45℃，滴加 15% NaOH 溶液到 pH6.5～7.6。过滤，滤液再用 15% NaOH 调节到 pH8.4～9.3，冷却至 5℃ 以下，放置 1h。抽滤，用少量冰水洗涤，干燥，得 dl-苏阿糖型-1-对硝基苯基-2-氨基-1,3-丙二醇（dl-氨基物），熔点 143～145℃。

注释：

（1）滴加浓盐酸时温度迅速上升，注意控制温度不超过 50℃。滴加浓盐酸促使乙酰化物水解，脱乙酰基，生成 dl-氨基物盐酸盐，反应液中盐酸浓度大致在 20% 以上，此时 Al(OH)$_3$ 形成了可溶性的

AlCl$_3$ – HCl 复合物，而 *dl*-氨基物盐酸盐在 50℃ 以下溶解度小，过滤除去铝盐。

（2）用 20% 盐酸洗涤的目的是除去附着在沉淀上的铝盐。

（3）用 15% NaOH 溶液调节反应液到 pH6.5 ~ 7.6，可以使残留的铝盐转变成 Al(OH)$_3$ 絮状沉淀过滤除去。

（4）还原后所得产物除 *dl*-苏阿糖型异构体外，尚有少量 *dl*-赤藓糖型异构体存在。由于后者的碱性较前者强，且含量少，在 pH8.4 ~ 9.3 时，*dl*-苏阿糖型异构体游离析出，而 *dl*-赤藓糖型异构体仍留在母液中而分离。

（八）氯霉素的制备

在装有搅拌器、回流冷凝器、温度计的 100ml 三颈瓶中，加入 D - 氨基物 4.5g，甲醇 10ml 和二氯乙酸甲酯 3ml。在 60 ~ 65℃ 搅拌反应 1h，随后加入活性炭 0.2g，保温脱色 3min，趁热过滤，向滤液中滴加蒸馏水（每分钟约 1ml 的速度滴加）至有少量结晶析出时停止加水，稍停片刻，继续加入剩余蒸馏水（共 33ml）。冷至室温，放置 30min，抽滤，滤饼用 4ml 蒸馏水洗涤，抽干，105℃ 干燥，即得氯霉素，熔点 149.5 ~ 153℃。

注释：

（1）反应必须在无水条件下进行，有水存在时，二氯乙酸甲酯水解成二氯乙酸，与氨基物成盐，影响反应的进行。

（2）二氯乙酰化除用二氯乙酸甲酯作为酰化剂外，二氯乙酸酐、二氯乙酸胺、二氯乙酰氯均可作酰化剂，但用二氯乙酸甲酯成本低，酰化收率高。

（3）二氯乙酸甲酯的质量直接影响产品的质量，如有一氯或三氯乙酸甲酯存在，同样能与氨基物发生酰化反应，形成的副产物带入产品，致使熔点偏低。

（4）二氯乙酸甲酯的用量略多于理论量，以弥补因少量水分水解的损失，保证反应完全。

学习小结

通过本实验，加深对氯霉素的制备过程中反应条件选择的理解，以及加强对溴化反应、成盐反应、乙酰化反应、羟甲基化反应等一系列经典反应的学习和机制的掌握。

实验思考

1. 溴化反应开始时有一段诱导期，请使用溴化反应机理说明原因。操作上如何缩短诱导期？

2. 本溴化反应不能遇铁，铁的存在对反应有何影响？

3. 对硝基-α-溴代苯乙酮与六亚甲基四胺生成的复盐性质如何？

4. 成盐反应终点如何控制？根据是什么？

5. 本实验中 Delepine 反应水解时为什么一定要先加盐酸后加乙醇，如果次序颠倒，结果会怎样？

6. 对硝基-α-氨基苯乙酮盐酸盐是强酸弱碱生成的盐，反应需保持足够的酸度，如果酸度不足对反应有何影响？

7. 乙酰化反应为什么要先加醋酐后加醋酸钠溶液，次序不能颠倒？

8. 乙酰化反应终点怎样控制，根据是什么？

9. 影响羟甲基化反应的因素有那些？如何控制？

10. 羟甲基化反应为何选用 NaHCO₃ 作为碱催化剂？能否用 NaOH，为什么？

11. 羟甲基化反应终点如何控制？

12. 制备异丙醇铝的关键有哪些？

13. Meerwein – Ponndorf – Verley 还原反应中加入少量 AlCl₃ 有何用？

14. 试解释异丙醇铝—异丙醇还原 *dl*-对硝基-*α*-乙酰氨基-*β*-羟基苯丙酮主要生成 *dl*-苏阿糖型氨基物的理由。

15. 还原产物 1-对硝基苯基-2-乙酰氨基 – 1,3-丙二醇水解脱乙酰基，为什么用 HCl 而不用 NaOH 水解？水解后产物为什么用 20% 盐酸洗涤？

16. "氨基醇"盐酸盐碱化时为什么要二次碱化？

17. 二氯乙酰化反应除用二氯乙酸甲酯外，还可用哪些试剂，生产上为何采用二氯乙酸甲酯？

18. 二氯乙酸甲酯的质量和用量对产物有何影响？

19. 试对我国生产氯霉素的合成路线和其他合成路线作评价。

实验十三　奥美拉唑的合成

化学名：5-甲氧基-2-{[(4-甲氧基-3,5-二甲基-2-吡啶基)甲基]亚硫酰基}-1*H*-苯并咪唑

结构式：

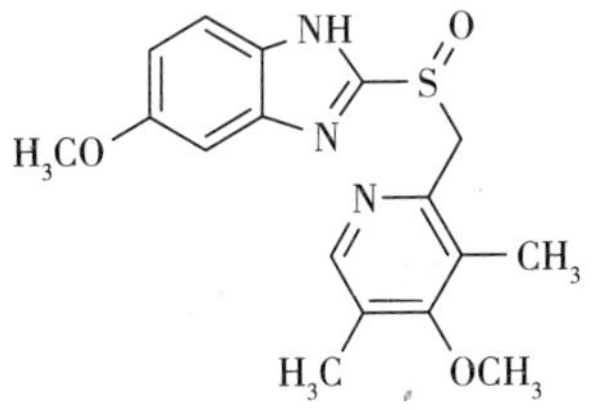

本品为白色或类白色结晶。难溶于水，溶于甲醇，易溶于二甲基甲酰胺。熔点为 156℃。

本品为首个质子泵抑制剂，对动物和人胃酸分泌具有很强的和较长时间的抑制作用。临床上用于治疗消化性溃疡、反流性食管炎、Zollinger – Ellison 综合征、根除幽门螺杆菌（Hp）。

【学习目标】

1. 掌握利用氯化亚砜进行氯化反应的操作方法。

2. 通过奥美拉唑的合成，学习本实验中缩合反应的原理及操作。

【实验原理】

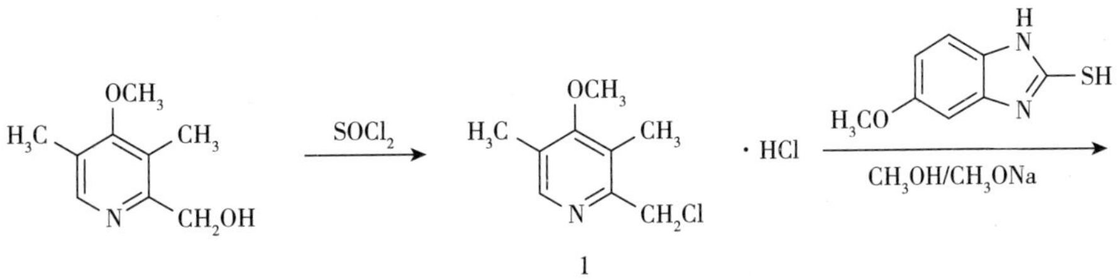

1

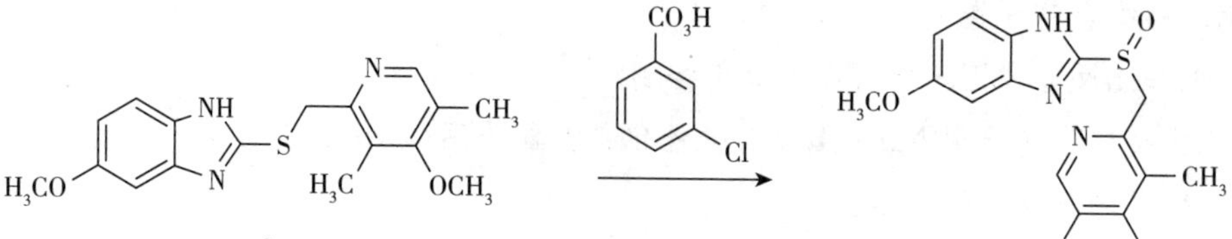

【实验方法】

（一）3,5-二甲基-2-氯甲基-4-甲氧基吡啶盐酸盐的合成

1. 实验原理

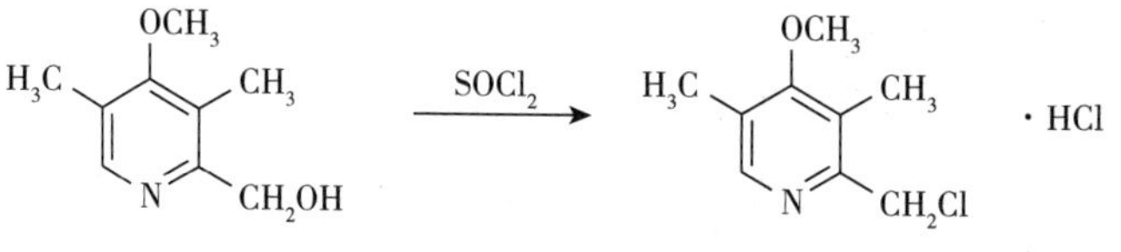

2. 原料规格及投料量

名称	规格	用量（摩尔数）
4-甲氧基-3,5-二甲基-2-羟甲基吡啶	AR	1.67g（10mmol）
二氯甲烷	AR	50ml
氯化亚砜	AR	0.87ml
环己烷	AR	8ml

3. 实验步骤 原料 4-甲氧基-3,5-二甲基-2-羟甲基吡啶在室温条件下，溶解于 50ml 二氯甲烷中。待粉末完全溶解后，缓慢滴加氯化亚砜 0.87ml（12mmol），此时大量白色固体析出，室温下继续反应 1h。TLC 监测，原料转化完全后，减压回收过量的氯化亚砜及二氯甲烷。收集白色产物于烧瓶，再加入环己烷（8ml）打浆，加热回流 0.5h。最后冷却至室温，抽滤，滤饼用少量环己烷润洗。

（二）5-甲氧基-2-[（4-甲氧基-3,5-二甲基吡啶-2-基）甲巯基]-1*H*-苯并咪唑的合成

1. 实验原理

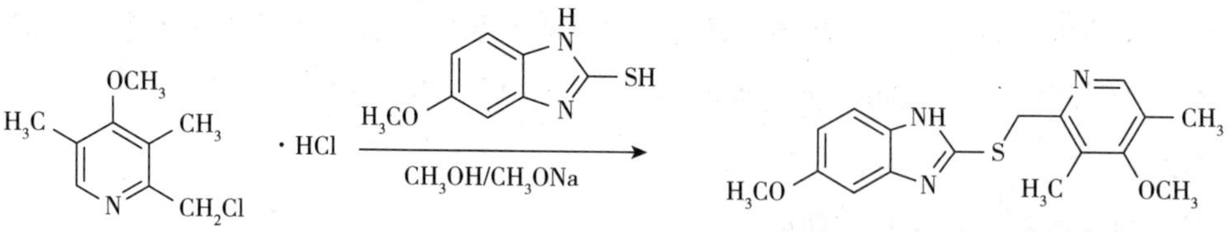

2. 原料规格及投料量

名称	规格	用量（摩尔数）
3,5-二甲基-2-氯甲基-4-甲氧基吡啶盐酸盐	自制	1.1g（5mmol）
2-巯基-5-甲氧基苯并咪唑	AR	0.9g（5mmol）
无水甲醇	AR	20ml
甲醇钠	AR	0.8g
盐酸		适量
二氯甲烷	AR	适量
丙酮	AR	8ml

3. 实验步骤　白色粉末 1 和 2-巯基-5-甲氧基苯并咪唑加至 100ml 圆底烧瓶中，加入无水甲醇和甲醇钠，搅拌状态下，回流 2h。反应完全后，加入适量盐酸，调 pH 至中性。然后加入大量水，此时产物大量析出，直接抽滤。滤饼用丙酮在 70℃ 下回流 0.5h，过滤得白色产物 2。

（三）奥美拉唑的合成

1. 实验原理

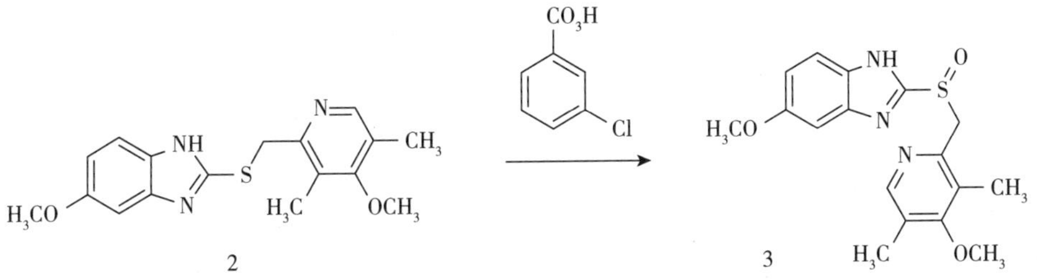

2. 原料规格及投料量

名称	规格	用量（摩尔数）
5-甲氧基-2-[（4-甲氧基-3,5-二甲基吡啶-2-基）甲巯基]-1H-苯并咪唑	自制	1.65g（5mmol）
二氯甲烷	AR	30ml
间氯过氧苯甲酸	CP	1.3g（7.5mmol）
碳酸钠	CP	1.05g（10mmol）
无水硫酸钠	CP	适量
乙腈	AR	适量

3. 实验步骤　白色固体 2 溶于二氯甲烷（20ml）后，用干冰冷却至 -20℃ 以下。缓慢滴加间氯过氧苯甲酸（7.5mmol）和二氯甲烷（10ml）的混合液，约 0.5h 滴毕，-25～-20℃ 反应 1h。加入碳酸钠水溶液，搅拌 15min，静置分层，有机层用水洗涤，无水硫酸钠干燥，抽滤，滤液浓缩，剩余物中加入乙腈，冰箱静置过夜析晶，抽滤，得白色粉末状晶体。

◁ 学习小结 ▷

通过本实验加深对奥美拉唑的结构特点、临床功效的认识，掌握奥美拉唑合成的操作技能。

◁ 实验思考 ▷

1. 奥美拉唑合成各步的反应原理是什么？
2. 打浆与重结晶的区别是什么？
3. 实验中用到环己烷纯化，是否还有其他试剂代替？
4. 萃取的原理与注意事项？
5. 最后一步反应中，采用加入乙腈、冰箱静置过夜的方法析晶，请查阅文献，试缩短析晶时间。

实验十四 维格列汀的合成

化学名：1-{[(3-羟基-1-金刚烷基)氨基]乙酰基}-2-氰基-(S)-四氢吡咯

结构式：

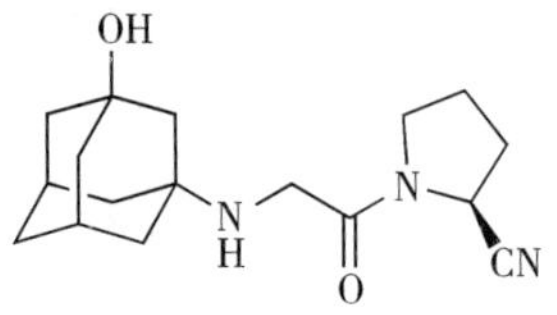

本品为白色结晶性粉末，可溶于二甲亚砜、N,N-二甲基甲酰胺和乙醇。熔点为 153～155℃。

维格列汀是一种选择性、竞争性、可逆性的二肽基肽酶-Ⅳ（DPP-Ⅳ）抑制剂，用于治疗2型糖尿病。本品通过提高胰高血糖素样肽1（GLP-1）的浓度，促进胰岛B细胞分泌胰岛素而降低胰高血糖素水平，达到降血糖的作用。本品可单独使用也可与双胍类、噻唑烷二酮类、磺脲类药物联合使用。其耐受性好，能有效控制血糖，且副作用少。

【学习目标】

1. 掌握酰化方法、减压蒸馏原理及相关操作。

2. 了解维格列汀的合成。

3. 复习结晶与重结晶、加热回流等基本实验操作。

【实验原理】

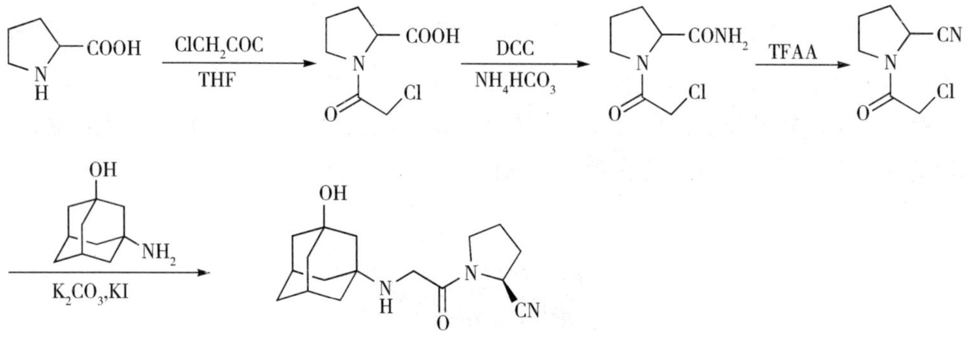

【实验方法】

（一）(S)-1-氯乙酰-2-吡咯烷甲酸的制备

1. 实验原理

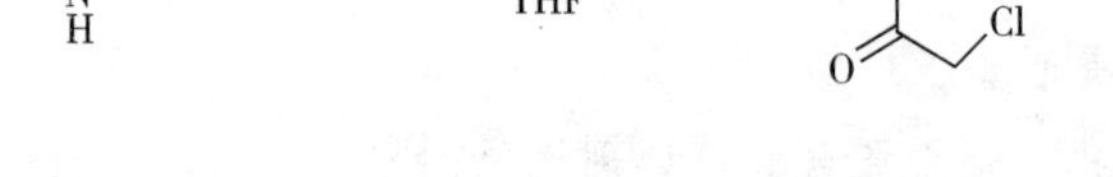

2. 原料规格及投料量

名称	规格	用量
L-脯氨酸	CP	25g
四氢呋喃	CP	250ml

续表

名称	规格	用量
氯乙酰氯	CP	29.4g
食盐水	饱和	45ml
乙酸乙酯	CP	150ml
无水硫酸钠	CP	适量
异丙醚	CP	80ml

3. 实验步骤　在装有搅拌装置、温度计和冷凝管（上端用无水氯化钙干燥管与气体吸收装置相连）的 1000ml 三颈瓶中，冰浴，分别加入 L-脯氨酸 25g（0.1mol）、四氢呋喃（THF）250ml，用恒压滴液漏斗缓慢滴加氯乙酰氯 29.4ml（0.26mol），15min 内滴完。加热至 40℃ 反应 3h，用 TLC〔展开剂：二氯甲烷 – 甲醇 – 氨水（5∶1∶0.01）〕检测至反应完全，冷却至室温，加入 20ml 水，搅拌 30min，加入 45ml 饱和食盐水和 150ml 乙酸乙酯，分出有机相。将水层用乙酸乙酯萃取（40ml×2），合并有机相，并用无水硫酸钠干燥，抽滤，将滤液室温减压蒸馏除去溶剂至油状物质。加入异丙醚 80ml，充分搅拌 30min 重结晶，析出白色固体，抽滤，干燥，得到白色粉末。

（二）(S)-1-氯乙酰-2-吡咯烷甲酰胺的合成

1. 实验原理

2. 原料规格及投料量

名称	规格	用量
(S)-1-氯乙酰-2-吡咯烷甲酸	自制	20g
二环己基碳二亚胺	CP	21g
异丙醚	CP	40ml
二氯甲烷	CP	200ml
碳酸氢铵	CP	41.5g
丙酮	CP	50ml

3. 实验步骤　在装有搅拌装置、温度计和冷凝管（上端用无水氯化钙干燥管与气体吸收装置相连）的 500ml 三颈瓶中，冰浴下，分别加入 (S)-1-氯化酰-2-吡咯烷甲酸 20g 和二氯甲烷 200ml，用恒压滴液漏斗缓慢滴加 40ml 溶有 21g 的 N,N′-二环己基碳二亚胺（DCC）的二氯甲烷，30min 内滴加完毕，室温搅拌 5h。加入 41.5g 碳酸氢铵，继续搅拌反应 6h，用 TLC 检测至反应完全。将反应液抽滤，滤液减压蒸干，加丙酮 50ml，冷却析出白色固体，抽滤得滤液，减压蒸干，用异丙醚 40ml，充分搅拌重结晶，抽滤，干燥，得到白色粉末。

（三）(S)-1-氯乙酰-2-氰基吡咯烷的合成

1. 实验原理

2. 原料规格及投料量

名称	规格	用量
(S)-1-氯乙酰-2-吡咯烷甲酰胺	自制	20g
四氢呋喃	CP	200ml
三氯乙酐	CP	45g
碳酸钠	CP	60g
甲基叔丁基醚	CP	20ml

3. 实验步骤 将(S)-1-氯乙酰-2-吡咯烷甲酰胺 20g 和四氢呋喃 200ml 投入 500ml 三颈瓶中, 冰浴保温反应, 滴加三氟乙酐 (TFAA) 45g, 滴毕室温反应 8h, 加碳酸钠 60g 调至 pH6～7, 抽滤, 滤液减压蒸馏除去溶剂, 剩余油状物质中加入甲基叔丁基醚 (MTBE) 20ml, 冰浴中搅拌 30min 至析出固体, 抽滤, 干燥, 得淡棕色粉末。

(四) 维格列汀的合成

1. 实验原理

2. 原料规格及投料量

名称	规格	用量
3-氨基-1-金刚烷醇	CP	11.7g
碳酸钾	CP	15g
碘化钾	CP	0.5g
四氢呋喃	CP	100ml
甲基叔丁基醚	CP	20ml
乙酸乙酯	CP	适量

3. 实验步骤 在 250ml 的三颈瓶中投入 3-氨基-1-金刚烷醇 11.7g、碳酸钾 15g、碘化钾 0.5g 和四氢呋喃 (THF) 100ml, 加热至 60℃, 使用恒压滴液漏斗滴加(S)-1-氯乙酰-2 氰基吡咯烷的 THF 溶液 30ml, 30min 内滴毕, 保温反应 6h, 抽滤, 滤液减压蒸馏浓缩, 剩余油状物质在冰浴中加入甲基叔丁基醚 20ml, 充分搅拌至析出固体, 抽滤, 滤饼用乙酸乙酯重结晶, 抽滤, 得白色固体产物维格列汀。

4. 注释

(1) 恒压滴液漏斗操作时, 滴液速率不能太快。

(2) 反应过程中要注意温度, 温度过高会造成已经形成的中间产物水解。

(3) 水层应尽量分离完全, 可适当增加无水氯化钙的用量。

(4) 用异丙醚或 MTBE 重结晶时, 应充分搅拌, 让晶体完全析出。

(5) 注意尾气用强碱溶液吸收, 吸收过程中防止倒吸。

学习小结

通过本实验，加深对维格列汀的结构特点和理化性质的认识，掌握酰胺化的方法，掌握氮烷基化反应的方法，以及在实验中学会利用药物的物化性质重结晶纯化。

实验思考

1. 为什么选择 L-脯氨酸作为原料而不是 L-脯氨酸酰胺？
2. 为什么使用氯乙酰氯作为酰化试剂？
3. 重结晶的原理以及如何选择适宜的溶剂？
4. 使用新型高效脱水剂三氟乙酐将甲酰胺转变为氰基，有何优点？
5. 氮烷基化还有那些方法，分别有何特点？
6. 还有哪些其他的维格列汀的合成路线设计，各自有何优缺点？

实验十五　吉非替尼的合成

化学名：*N*-(3-氯-4-氟苯基)-7-甲氧基-6-(3-吗啉基丙氧基)喹唑啉-4-胺
结构式：

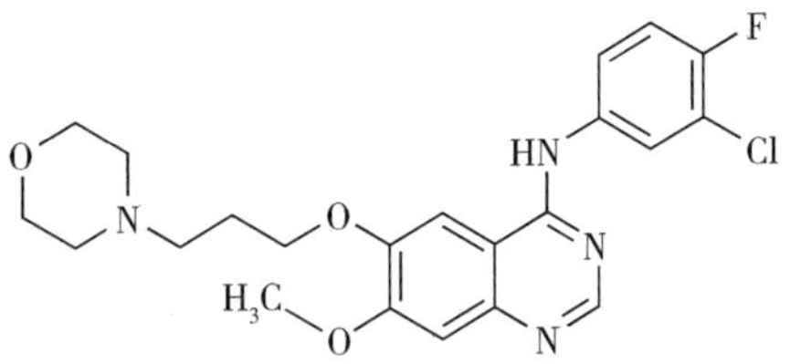

本品为白色粉末；无臭，味微苦。完全溶于二甲亚砜和冰醋酸，微溶于四氢呋喃、乙醇、甲醇、乙酸乙酯和乙腈。熔点为 190 ~ 193℃。

本品为蛋白酪氨酸激酶抑制剂类抗肿瘤药物，选择性高、毒性低。临床上主要用于治疗既往接受过化学治疗的局部晚期或转移性非小细胞肺癌。

【学习目标】

1. 掌握喹唑啉环合成的原理及实验操作。
2. 通过吉非替尼的合成，学习取代、硝化、还原等单元反应。

【实验原理】

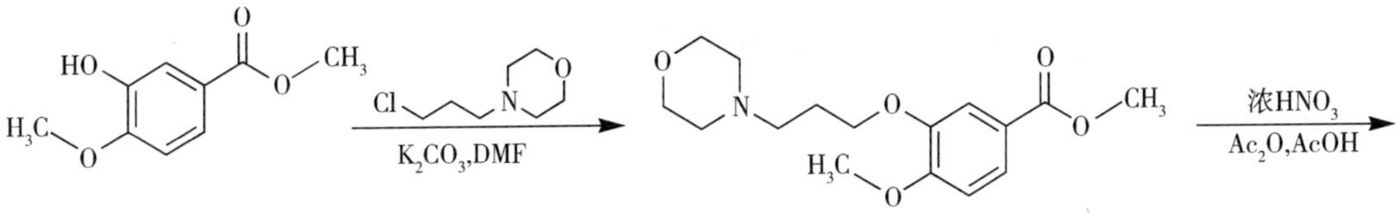

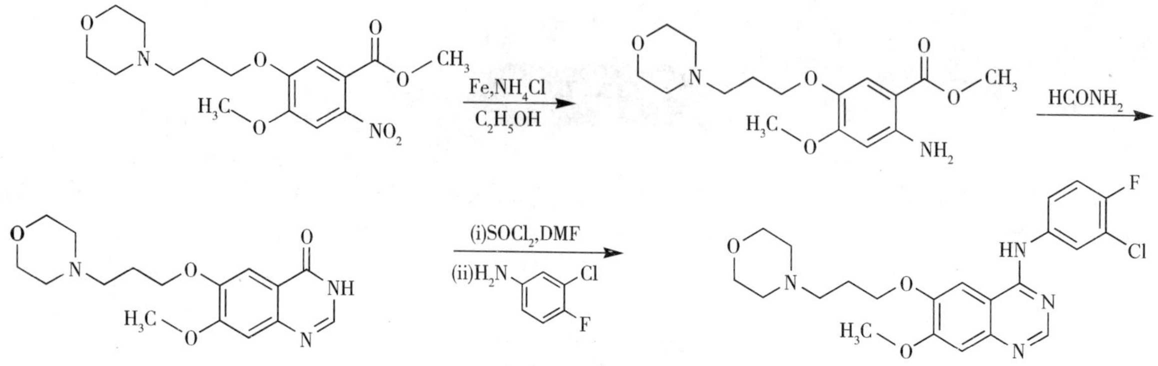

【实验方法】

（一）4-甲氧基-3-(3-吗啉基丙氧基)苯甲酸甲酯

1. 实验原理

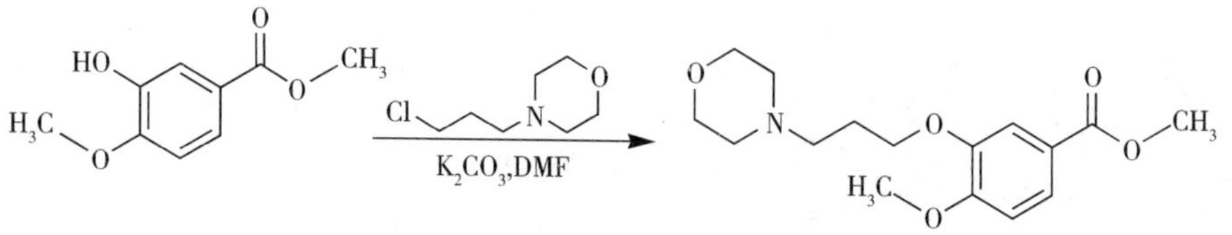

2. 原料规格及投料量

名称	规格	摩尔比	用量
3-羟基-4-甲氧基苯甲酸甲酯	CP	1	4.2g
N-(3-氯丙基)吗啉	CP	1.3	4.9g
碳酸钾	CP	2	6.4g
N,N-二甲基甲酰胺	CP	8.3	15ml

3. 实验步骤　在装有搅拌器、温度计和回流冷凝管的100ml三口瓶中，加入3-羟基-4-甲氧基苯甲酸甲酯（4.2g，23.4mmol），N-(3-氯丙基)吗啉（4.9g，30.4mmol），无水碳酸钾（6.4g，46.8mmol）和N,N-二甲基甲酰胺（15ml，195mmol），混合反应液加热至70℃，反应6h。反应完全后，冷却至室温，搅拌下将反应液倒入冰水中（150ml），过滤，滤饼用水洗涤，室温干燥。加入乙酸乙酯（10ml）重结晶，得白色粉末状产品，测定熔点（理论值95～98℃）。

4. 注释

（1）冰水量要足够，使产品充分析出。

（2）反应液需要先冷却至室温，才能倒入冰水中；倒入时要不断搅拌，使析出的产品不会结块。

（二）2-硝基-4-甲氧基-5-(3-吗啉基丙氧基)苯甲酸甲酯

1. 实验原理

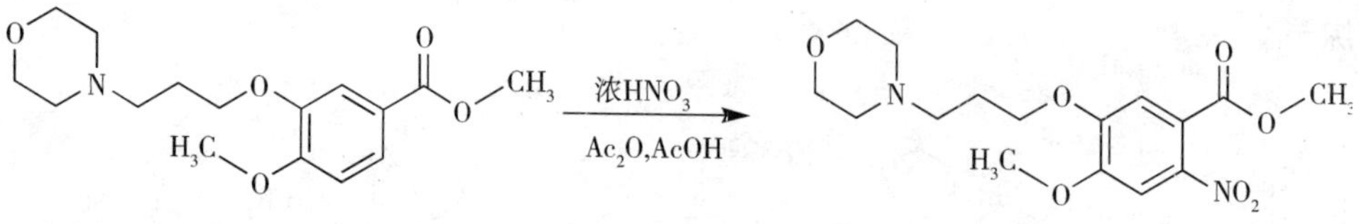

2. 原料规格及投料量

名称	规格	摩尔比	用量
4-甲氧基-3-(3-吗啉基丙氧基)苯甲酸甲酯	自制	1	6.0g
冰醋酸	CP	19.5	25ml
醋酐	CP	5	6ml
浓硝酸	65%	5.7	5ml

3. 实验步骤　在装有搅拌器、温度计和回流冷凝管的100ml三口瓶中，加入4-甲氧基-3-(3-吗啉基丙氧基)苯甲酸甲酯（6.0g，19.2mmol）、醋酐（6ml，96mmol）和冰醋酸（25ml，375mmol），然后在冰浴条件下缓慢滴加65%硝酸（5ml，110mmol），在此期间维持温度0～5℃。加料完毕，将反应温度逐渐升至室温，继续搅拌6h。反应结束后，将反应液倒入500ml烧杯中，加入100ml水稀释，用氢氧化钠溶液调节pH至8.0～9.0。用乙酸乙酯萃取（20ml×3），合并有机层，用无水硫酸钠干燥，过滤。滤液减压浓缩，所得残渣用乙酸乙酯/石油醚重结晶，得黄色粉末状产品，测定熔点（理论值120～122℃）。

4. 注释

（1）硝化反应需低温进行，否则可生成多取代副产物，因此，在反应过程中需严格控温。

（2）滴加65%硝酸时反应剧烈放热，需要严格控制滴加速度，保证反应温度低于5℃。

（三）2-氨基-4-甲氧基-5-(3-吗啉基丙氧基)苯甲酸甲酯

1. 实验原理

2. 原料规格及投料量

名称	规格	摩尔比	用量
2-硝基-4-甲氧基-5-(3-吗啉基丙氧基)苯甲酸甲酯	自制	1	5.2g
铁粉	CP	8	7.1g
氯化铵	CP	3	4.6g

3. 实验步骤　在装有搅拌器、温度计和回流冷凝管的100ml三口瓶中，加入2-硝基-4-甲氧基-5-(3-吗啉基丙氧基)苯甲酸甲酯（5.2g，16.1mmol）、铁粉（7.1g，0.129mmol）、氯化铵（4.6g，48.3mmol）和40ml乙醇－水（4∶1），缓慢升温至75℃，在此温度下反应60min。趁热抽滤，滤饼用乙醇（20ml×5）洗涤。合并所有液体，减压浓缩，加入二氯甲烷（50ml×2）萃取，水洗3次，用无水硫酸钠干燥，放置过夜。抽滤，浓缩，用乙酸乙酯重结晶，得白色粉末状产物3.5g，测定熔点（理论值86～88℃）。

4. 注释　大量制备时，铁粉应分批加入，以防止反应液溢出，发生危险。

（四）7-甲氧基-6-(3-吗啉基丙氧基)喹唑啉-4(3H)-酮

1. 实验原理

2. 原料规格及投料量

名称	规格	摩尔比	用量
2-氨基-4-甲氧基-5-(3-吗啉基丙氧基)苯甲酸甲酯	自制	1	3.5g
异丙胺	CP	1	0.73g
冰醋酸	CP	1	0.74g
甲酰胺	CP	172	75ml

3. 实验步骤 在装有搅拌器、温度计和回流冷凝管的250ml 三口瓶中，依次加入2-氨基-4-甲氧基-5-(3-吗啉基丙氧基)苯甲酸甲酯（3.5g，11.0mmol），甲酰胺（75ml，1.89mol），搅拌溶解后，再加入异丙胺（0.73g，11.0mmol），冰醋酸（0.74g，11.0mmol），缓慢升温至150℃，回流6h。反应完全后冷却，将反应液倒入350ml 冰水中，搅拌15min，静置、过滤。滤饼用水（60ml×2）洗涤，用饱和碳酸氢钠溶液（40ml×2，95.2mmol）洗涤，再用水（60ml×2）洗涤，自然干燥，得白色粉末状产品，测定熔点（理论值247~250℃）。

（五）吉非替尼

1. 实验原理

2. 原料规格及投料量

名称	规格	摩尔比	用量
7-甲氧基-6-(3-吗啉基丙氧基)喹唑啉-4(3*H*)-酮	自制	1	3g
氯化亚砜	CP	130	42ml
3-氯-4-氟苯胺	CP	2.2	3g
甲苯	CP	–	20ml
异丙醇	CP	–	100ml

3. 实验步骤 在装有搅拌器、温度计和回流冷凝管的100ml 三口瓶中加入7-甲氧基-6-(3-吗啉基丙氧基)喹唑啉-4(3*H*)-酮（3g，9.4mmol）、氯化亚砜（42ml，1.22mol）和 *N*,*N*-二甲基甲酰胺（600mg，8.2mmol），逐渐升温至回流，反应1h。蒸除溶剂，剩余物中加入甲苯（20ml）减压浓缩，重复三次。剩余物中再加入异丙醇（50ml），然后加入3-氯-4-氟苯胺（3g）的异丙醇溶液（50ml），加热回流3h，薄层层析监测反应进程。将反应液自然冷却至室温，减压浓缩，向所得残渣中加入水（200ml），加热至60℃，用10%氢氧化钠溶液（6ml）调节 pH 至9.5~10.0。冷却后析晶、过滤，滤饼自然干燥，用乙酸乙酯重结晶，得到吉非替尼，白色固体，测定熔点（理论值190~193℃）。

4. 注释

（1）*N*,*N*-二甲基甲酰胺作为催化剂使用，仅需催化量即可。

（2）氯化完全后，一定要除尽多余的氯化亚砜才能继续反应。氯化后的产物不稳定，尽量避免暴露在空气中。

学习小结

通过本实验掌握吉非替尼合成的实验原理和实验操作，加深对喹唑啉类药物的结构特点和理化性质的认识，以及在实验中怎样利用这些理化性质对产品进行纯化。

实验思考

1. 醚化反应中碳酸钾有什么作用？为什么用 N,N-二甲基甲酰胺作溶剂，有何优点？是否能用其他的溶剂？

2. 硝化反应中要使用醋酐，其作用是什么？为什么该反应需冰浴冷却，其原因为何？

3. 环化反应中甲酰胺有什么作用？是否还有其他环化方法？不同方法各自的特点和优缺点有哪些？

4. 氯化反应中，N,N-二甲基甲酰胺的作用及其原理是什么？反应中甲苯的作用是什么？是否可以用其他溶剂代替甲苯？苯胺取代反应加盐酸，其作用是什么？

第三章　中药成分全合成或结构改造实验

实验一　肉桂酸的合成

化学名：(E)-3-苯基-2-丙烯酸

结构式：

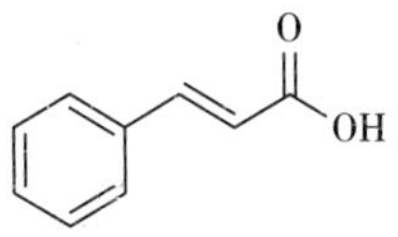

　　本品为白色结晶粉末；微有桂皮香气。溶于乙醇、甲醇、石油醚、三氯甲烷，易溶于苯、乙醚、丙酮、冰醋酸、二硫化碳及油类，难溶于水，稍溶于热水。易燃。可随蒸汽挥发。熔点135～136℃。

　　本品可用于合成治疗冠心病的硝苯地平，治疗脑血栓的桂利嗪以及中枢性肌肉松弛药巴氯芬，在农用塑料和感光树脂等精细化工产中也有广泛的应用。

【学习目标】

1. 学习肉桂酸的合成原理和方法。
2. 学习水蒸气蒸馏的原理及其应用。
3. 掌握回流、简易水蒸气蒸馏、抽滤等基本操作。

【实验原理】

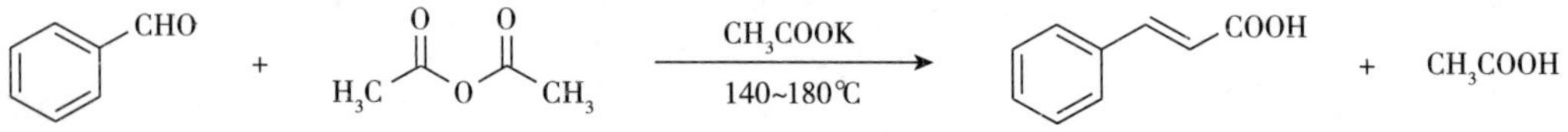

【实验方法】

1. 实验原理

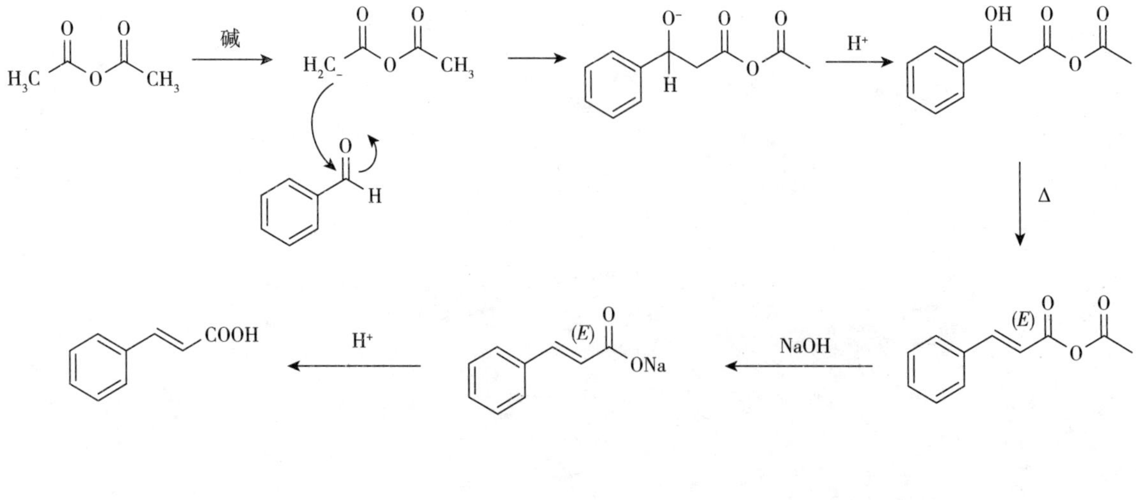

2. 原料规格及投料量

名称	规格	用量
苯甲醛	AR	3ml
醋酐	AR	8ml
无水碳酸钾	AR	4.2g
氢氧化钠	10%	20ml
浓盐酸	AR	适量

3. 实验步骤 在装有冷凝管的 250ml 圆底三颈瓶中，加入 3ml 新蒸馏的苯甲醛、8ml 新蒸馏的醋酐和研细的 4.2g 无水碳酸钾，在电热套上加热回流反应 20~25min。由于有二氧化碳生成，反应初期有气泡产生。

待反应瓶冷却后，向内缓慢加入 20ml 水，将瓶内生成的固体尽量小心捣碎，用水蒸气蒸馏出未反应完全的苯甲醛。再将圆底烧瓶冷却，加入 10% NaOH 溶液共 20ml，使所有肉桂酸呈盐溶解。将所得溶液减压抽滤，滤液倾入 250ml 烧杯中，溶液总量控制在 100ml 以内。在搅拌状态下，加浓盐酸将溶液 pH 值调至 3~4。冰水冷却，抽滤，用少量冰水洗涤沉淀。粗品风干得白色固体粉末，称量，计算收率。

4. 注释

（1）反应容器为三颈瓶。

（2）所有仪器使用之前必须干燥（醋酐易水解，且催化剂遇水将失活）。

（3）加入催化剂的动作要快，防止吸潮。

（4）温度：150~170℃，微沸。温度太高，醋酐被蒸出，产率降低；T>200℃时，产物将脱羧得到苯乙烯。

（5）注意观察安全管的水位。

学习小结

通过本实验，学习肉桂酸的合成方法，了解 Perkin 反应原理，掌握水蒸气蒸馏的原理和操作方法。

实验思考

1. 制备肉桂酸时，往往出现焦油，它是怎样产生的？又是如何除去的？

2. 所用仪器、药品为什么均需干燥无水？

3. 具有哪种结构的醛能够进行 Perkin 反应？

4. 用水蒸气蒸馏是为了除去什么？能不能不用水蒸气蒸馏？

5. 肉桂酸制备实验为什么用空气冷凝管做回流冷凝管？

6. 在实验中，如果原料苯甲醛中含有少量的苯甲酸，这对实验结果会产生什么影响？应采取什么样的措施？

实验二 4-羟基查尔酮的合成

化学名：1-(4-羟基苯)-3-苯基丙-2-烯-1-酮
结构式：

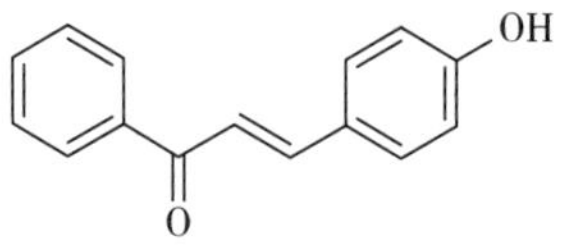

本品为黄色或类黄色结晶，溶于乙醚、三氯甲烷等，微溶于醇，难溶于水，熔点为 180～184℃。

4-羟基查尔酮是查尔酮代谢物，具有抗血管生成和消炎作用。4-羟基查尔酮通过抑制生长因子途径抑制血管生成，无细胞毒性迹象。4-羟基查尔酮抑制 TNF-α 诱导的 NF-κB 途径活化并激活 BMP 信号传导，通过减轻小鼠的醛固酮过多症和肾脏损伤来降低抵抗性高血压（RH）。

【学习目标】

1. 掌握羟醛缩合反应的方法和原理，了解克莱森 – 施密特（Clasien – Schmidt）反应。

2. 掌握和巩固搅拌、洗涤、抽滤、重结晶等基本操作。

3. 学习薄层色谱（TLC）法检测化合物纯度的方法。

【实验方法】

1. 实验路线

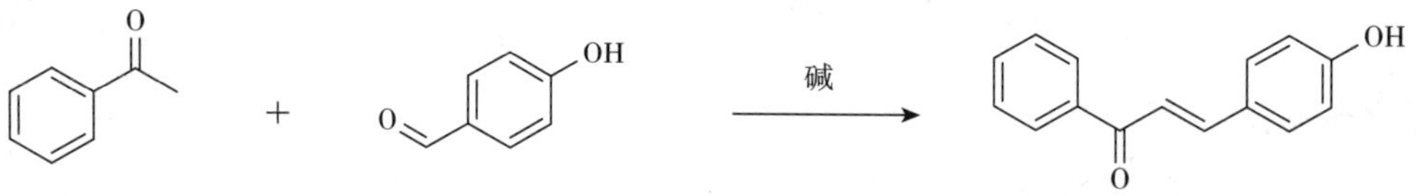

2. 原料规格及投料量

名称	规格	用量
苯乙酮	AR	1ml
4-羟基苯甲醛	AR	1.1g
NaOH 溶液	10%	5ml
无水乙醇	AR	10ml
盐酸	2mol/L	适量

3. 实验步骤 在装有搅拌器、温度计的圆底烧瓶中，加入 1ml（9.2mmol）苯乙酮和 10ml 无水乙醇，随后滴加浓度为 10% 的氢氧化钠水溶液 5ml，滴加完毕后加入 4-羟基苯甲醛 1.1g（9.2mmol）。随着4-羟基苯甲醛的不断加入，溶液颜色由无色变成黄色；在室温条件下磁力搅拌反应 2～6h，溶液颜色逐渐变成红色。反应一段时间后，溶液中有沉淀析出。TLC 检测反应液（石油醚：乙酸乙酯 =4：1），产物在 365nm 下有蓝黄色荧光；待反应完成后加水终止，用 2mol/L 的盐酸调至 3～4，室温搅拌析出棕黄色固体，减压抽滤收集滤饼于烘箱中干燥。粗品用乙醇重结晶，抽滤，烘干，得到纯品黄色固体。用薄层色谱法进行跟踪，当薄层板上只有一个点时，说明产品较纯。

学习小结

通过本实验，加深对查尔酮类化合物的结构特点、生物活性的认识，掌握查尔酮合成的操作技能。

实验思考

1. 4-羟基查尔酮合成的反应机制是什么？
2. 实验中用到 10% 的氢氧化钠，氢氧化钠的浓度对产率有何影响？
3. 薄层色谱法包含哪几个关键步骤？
4. 如何选择重结晶的溶剂？

实验三　*dl*-扁桃酸的合成及拆分

化学名：α-羟基苯乙酸
结构式：

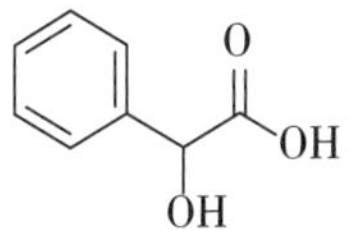

扁桃酸（mandelic acid）又名苦杏仁酸，是有机合成的中间体和口服治疗尿道感染的药物，也可用于测定某些金属试剂。它含有一个手性碳原子，化学合成得到的是外消旋体，用旋光性碱可拆分为具有旋光性的组分。

【学习目标】

1. 掌握相转移二氯卡宾法制备 *dl*-扁桃酸的操作。
2. 了解相转移催化反应的原理、常用的相转移催化剂以及在药物合成中的应用；外消旋体拆分在药物合成中的作用和意义。
3. 学习外消旋体的拆分方法和旋光度的测定。

【实验原理】

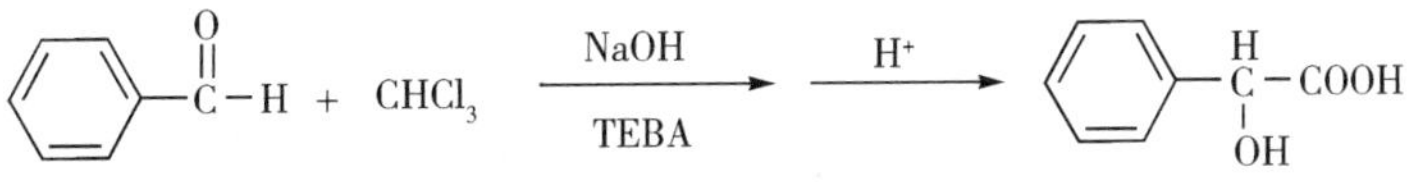

其中三乙基苄基氯化铵（TEBA）为相转移催化剂。

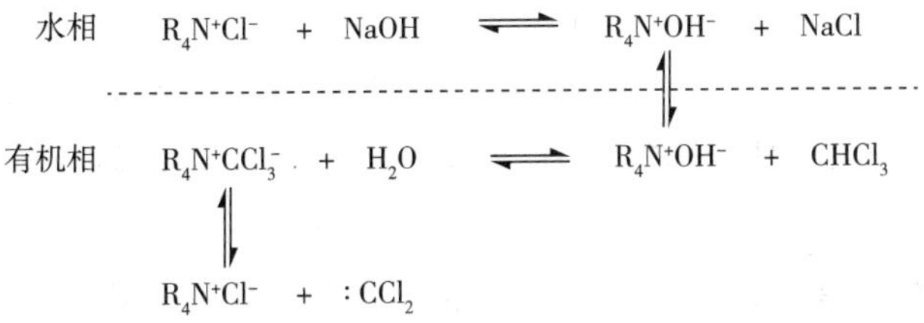

生成的：CCl₂ 对苯甲醛的羰基加成，再经氢氧化钠水解、酸化得到 *dl*-扁桃酸。

反应机理：

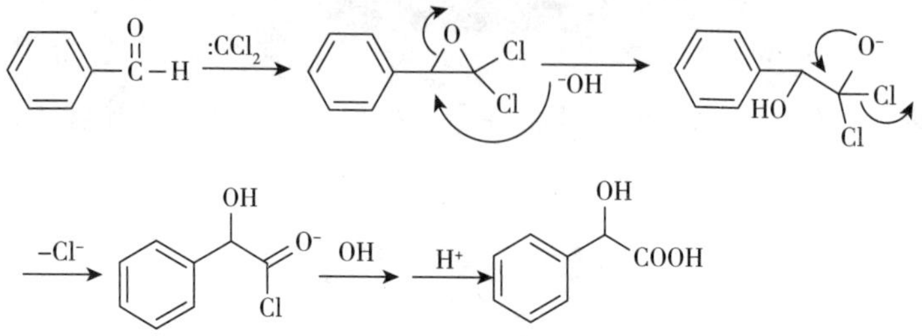

上述方法制备得到的扁桃酸是外消旋体，用(-)-苯甘氨酸正丁酯拆分为具有旋光性的组分。

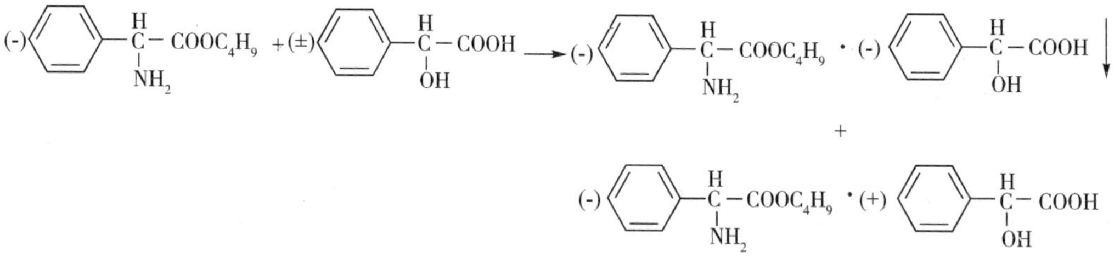

【实验方法】

（一） *dl*-扁桃酸的合成

1. 实验原理

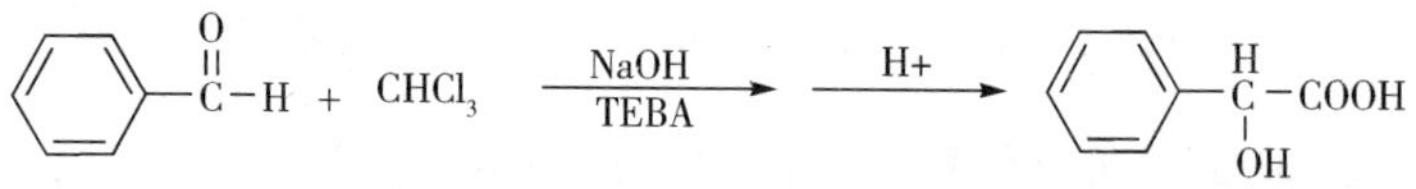

2. 原料规格及投料量

名称	规格	用量
苯甲醛	新蒸	10.6g
三氯甲烷	CP	16ml
TEBA	自制	1.2g
氢氧化钠	50%	25ml
乙醚	CP	120ml
甲苯	CP	适量
无水乙醇	CP	适量

3. 实验步骤　在装有回流冷凝管、温度计及滴液漏斗的 150ml 三颈烧瓶中，加入 10.6g 苯甲醛、1.2g TEBA 和 16ml 三氯甲烷。磁力搅拌，并缓缓加热，待温度上升至 50～60℃时，自滴液漏斗慢慢滴加 50% 的氢氧化钠溶液 25ml，控制滴加速度，维持反应温度在 56℃±2℃，约 1h 加完。加完后，保持此温度继续搅拌 1h。

反应混合物冷至室温后，停止搅拌，倒入 200ml 水中，用乙醚萃取 3 次，每次 20ml。水层用 50% H₂SO₄ 酸化至 pH2～3，再用乙醚萃取 3 次，每次 20ml，合并萃取液，用无水硫酸钠干燥，蒸去乙醚，得粗品。

粗品用甲苯 – 无水乙醇（体积比 8：1）进行重结晶（每克粗品约用溶剂 3ml），加热过滤，母液在室温下放置使结晶慢慢析出。冷却后抽滤，并用少量石油醚（沸程 30～60℃）洗涤促使其快干。产品为白色结晶，产量 4～5g，熔点 118～119℃。

4. 注释

（1）苯甲醛长期放置有苯甲酸析出，需用稀碳酸钠溶液洗涤，蒸馏后用，或在氮气流下蒸馏后使用。

（2）三乙基苄基氯化铵（TEBA）的制备

方法一：将 1mol 三乙胺和 1mol 氯化苄加入丙酮中，回流，即得 TEBA 沉淀，几乎定量收率。

方法二：将三乙胺 25g、氯化苄 30g 和二氯甲烷 120g 混合，回流 2h，即得。

季铵盐易吸潮，干燥后产品应置于干燥器中保存。

（3）TEBA 首先在碱液中形成季铵碱而转入三氯甲烷层，继而夺去三氯甲烷中的一个质子而形成离子对（$R_4N^+ \cdot CCl_3^-$），然后消除生成 $:CCl_2$，对苯甲醛的羰基加成，氢氧化钠水解后酸化得到 dl-扁桃酸。

（4）滴加速度不宜过快，每分钟 4～5 滴。否则，苯甲醛在强碱条件下易发生歧化反应，使产品收率降低。

（5）也可单独用甲苯（每克约需 1.5ml）或单独用 1,2-二氯乙烷重结晶。

（二）dl-扁桃酸的拆分

1. 实验原理

2. 原料规格与投料量

名称	规格	用量
(-)-苯甘氨酸	工业级	7g
正丁醇	CP	50ml
氯化亚砜	CP	3.5ml
扁桃酸	自制	3g
氢氧化钠	CP	0.9g
乙醚	CP	120ml

3. 实验步骤

（1）(-)-苯甘氨酸正丁酯盐酸盐的制备　于 250ml 四口烧瓶中通入氮气，加入 7g (-)-苯甘氨酸和 50ml 正丁醇。用冰水浴冷却至 8℃，搅拌下形成悬浮液。从恒压滴液漏斗中缓慢加氯化亚砜 3.5ml，保持温度 8～10℃。滴加完毕后，混合物在室温下搅拌 1h。升温至回流，溶液逐渐变澄清，保持回流状态 1h。蒸馏出大约 25ml 正丁醇，趁热将反应液倒入烧杯中，搅拌下在冰水浴中冷却结晶，真空抽滤，得到白色固体，真空干燥，得 (-)-苯甘氨酸丁酯盐酸盐 8～10g。

（2）dl-扁桃酸的拆分　将 6g (-)-苯甘氨酸正丁酯盐酸盐和 3g dl-扁桃酸溶于 50ml 水中，搅拌至全溶，过滤掉不溶杂质，得到黄绿色滤液。用冰水浴冷至 10℃，缓慢滴加入氢氧化钠溶液（0.9g 氢氧化钠溶于 7ml 水中），有白色沉淀产生。抽滤后干燥，得白色固体，为 (-)-苯甘氨酸正丁酯 · (-)-扁桃酸。

所得的滤液用 0.38ml 浓硫酸酸化后用乙醚萃取 3 次，每次 20ml。合并乙醚液，用无水硫酸钠干燥，过滤后蒸去乙醚，用水重结晶，得(+)-扁桃酸结晶。将(-)-苯甘氨酸正丁酯·(-)-扁桃酸溶于 25ml 稀盐酸溶液中，搅拌 10min，用乙醚萃取 3 次，每次 20ml 合并乙醚液，用无水硫酸钠干燥，过滤后蒸去乙醚，用水重结晶，得(-)-扁桃酸结晶。

将上面制得的(+)-及(-)-扁桃酸分别准确称量后，用蒸馏水配成 2% 的溶液，测定旋光度，计算比旋光度及拆分后单个对映体的光学纯度。

纯扁桃酸的 $[\alpha]$ = $\pm156°$。

4. 注释

（1）加入氢氧化钠的作用是使(-)-苯甘氨酸正丁酯盐酸盐逐步生成(-)-苯甘氨酸正丁酯，进而与(±)-扁桃酸结合。由于过量的氢氧化钠也会与扁桃酸生成钠盐，故氢氧化钠的用量必须少于(-)-苯甘氨酸正丁酯盐酸盐。

（2）获得高纯度的(-)-扁桃酸需要多次重结晶操作。

◁ **学习小结** ▷

通过本实验，加深对相转移催化剂应用的理解，学习了相转移二氯卡宾法制备 *dl*-扁桃酸及外消旋体的拆分方法。

◁ **实验思考** ▷

1. 何谓相转移反应，常用的相转移催化剂有哪些？
2. 举例说明相转移反应在药物合成中的应用。
3. 50% NaOH 溶液的滴加速度及反应温度对扁桃酸的收率有何影响？
4. 反应完毕后，两次用乙醚萃取，酸化前后各萃取的是什么？
5. 提高分离扁桃酸光学纯度的关键是什么？
6. 能用色谱法分离出(+)-扁桃酸和(-)-扁桃酸吗，为什么？

实验四　阿魏酸哌嗪盐和阿魏酸川芎嗪盐的合成

化学名：3-甲氧基-4-羟基桂皮酸哌嗪

结构式：

$$\left[\begin{array}{c} H_3CO \\ HO \end{array} \text{—CH=CH—COO}^- \right]_2 \cdot H_2 \overset{+}{N} \quad \overset{+}{N} H_2$$

阿魏酸哌嗪适用于各类伴有镜下血尿和高凝状态的肾小球疾病的治疗，以及冠心病、脑梗死、脉管炎等疾病的辅助治疗。阿魏酸哌嗪的分子式：$C_4H_{10}N_2 \cdot 2C_{10}H_{10}O_4$；分子量 474.51。

本品为白色或类白色片状结晶或结晶性粉末；无臭，味微涩。本品在水中微溶，在乙醇中极微溶解，在三氯甲烷中几乎不溶，熔点为 157～160℃。

化学名：3-甲氧基-4-羟基桂皮酸川芎嗪

结构式：

阿魏酸川芎嗪的分子式：$C_8H_{12}N_2 \cdot 2C_{10}H_{10}O_4$；分子量 524.51。

本品为白色针状晶体，熔点为 168～170℃。

阿魏酸是当归、川芎等传统活血化瘀中药的主要活性成分之一，现已人工合成。药理学研究表明，其具有抑制血小板聚集、抑制 5-羟色胺从血小板中释放、阻止静脉旁路血栓形成、抗动脉粥样硬化、抗氧化、增强免疫功能等作用。阿魏酸分子结构中含有羧基和酚羟基，具有较强的酸性。阿魏酸较难溶于冷水，可溶于热水、乙醇、乙酸乙酯，易溶于乙醚。为增加阿魏酸的溶解度，以便于注射给药，同时结合拼合原理，人们利用阿魏酸的酸性，将其与无机碱（如 NaOH）、有机碱（如哌嗪、川芎嗪）等成盐，得到了阿魏酸钠、阿魏酸哌嗪、阿魏酸川芎嗪等盐类修饰物。其中阿魏酸钠在临床上主要用于动脉粥样硬化、冠心病、脑血管病、肾小球疾病、肺动脉高压、糖尿病性血管病变、脉管炎等血管性病症的辅助治疗；亦可用于偏头痛、血管性头痛的治疗。川芎嗪的化学名为 2,3,5,6-四甲基吡嗪，简称四甲基吡嗪，现已人工合成。药理学研究表明，川芎嗪具有扩张血管、抑制血小板聚集、防止血栓形成、改善脑缺血等多种作用。川芎嗪衍生物的研究受到了人们的高度关注。

阿魏酸川芎嗪具有抗血小板聚集、扩张微血管、解除血管痉挛、改善微循环、活血化瘀作用，并且对已聚集的血小板有解聚作用。基于我国中药资源丰富，从传统的中药中筛选出活性成分作为先导化合物，利用现代药物化学研究原理对先导化合物进行药物设计、合成，从中筛选出疗效更好、副作用少、生物利用度高的药物具有重要的理论意义和应用价值。

【学习目标】

1. 掌握阿魏酸哌嗪、阿魏酸川芎嗪盐的精制。

2. 熟悉药物拼合原理及其应用。

3. 了解中药有效成分的结构修饰原理及其在新药开发中应用。

【实验原理】

阿魏酸分子结构中含有羧基和酚羟基，具有较强的酸性。阿魏酸较难溶于冷水，可溶于热水、乙醇、乙酸乙酯，易溶于乙醚。为增加阿魏酸的溶解度，以便于注射给药，同时结合药物拼合原理，人们利用阿魏酸的酸性，将其与无机碱（如 NaOH）、有机碱（如哌嗪、川芎嗪）等成盐，得到了阿魏酸钠、阿魏酸哌嗪、阿魏酸川芎嗪等盐类修饰物。合成过程如下：

【实验方法】

（一）阿魏酸哌嗪盐的合成与精制

在圆底烧瓶中加入阿魏酸（3.9g，0.02mol）、无水乙醇30ml，加热溶解。在烧杯中加入无水哌嗪（1.94g，0.01mol），加乙醇10ml，加热溶解备用。在搅拌下将哌嗪乙醇溶液趁热加到阿魏酸乙醇溶液中，水浴温度控制在60℃左右，再搅拌1h，冷却，过滤，滤饼用无水乙醇洗涤，干燥，得阿魏酸哌嗪盐白色针状结晶4g，左右，收率约为75%，熔点为157～160℃。

（二）阿魏酸川芎嗪盐的合成与精制

在圆底烧瓶中加入阿魏酸（3.9g，0.02mol）、无水乙醇30ml，加热溶解。在烧杯中加入川芎嗪（1.36g，0.01mol），加乙醇7ml，加热溶解备用。在搅拌下将川芎嗪乙醇溶液趁热加到阿魏酸乙醇溶液中，水浴温度控制在60℃左右，再搅拌1h，冷却，过滤，滤饼用无水乙醇洗涤。用25%乙醇重结晶，干燥，得阿魏酸哌嗪盐白色针状晶体4g左右，计算收率，熔点为168～170℃。

◆ 学习小结 ◆

通过本实验，加深对阿魏酸哌嗪盐和阿魏酸川芎嗪盐的制备过程中反应条件选择的理解，以及在实验中怎样利用重结晶技术对产品进行纯化。

◆ 实验思考 ◆

1. 阿魏酸哌嗪盐和阿魏酸川芎嗪盐的设计原理是什么？
2. 请思考阿魏酸哌嗪盐与阿魏酸川芎嗪盐的含量测定方法。
3. 增加难溶性药物的吸收有哪些方法？

实验五　香豆素-3-羧酸的合成

化学名：2-氧代-2H-1-苯并吡喃-3-羧酸
结构式：

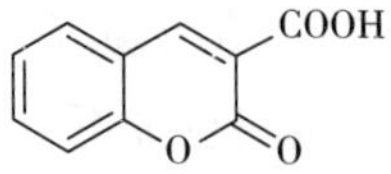

本品为白色结晶或结晶性粉末；具有甜味且具有香茅草的香气，是重要的香料，常用作定香剂。本品能溶于沸水，难溶于冷水，易溶于甲醇、乙醇。熔点为188～189℃。

香豆素最早从香豆的种子中分离出，后来发现许多天然植物的精油中都含有香豆素。许多香豆素衍生物是中草药的有效成分。香豆素和它的一些衍生物也是日用化学工业中的重要香料，还用于橡胶制品和塑料制品。由于香豆素及其衍生物相对分子质量较小、合成方法相对简单、生物利用率高、分子内具有较大的共轭体系和刚性稠环结构，在天然产物和有机合成化学领域占据重要地位，被广泛应用于食品、医药、农药、荧光染料、光电材料等领域。

【学习目标】

1. 掌握采用 Knoevenagel 方法制备天然产物香豆素-3-羧酸的方法和原理。

2. 熟悉缩合反应在药物合成方面的应用。

3. 了解香豆素-3-羧酸的理化性质。

【实验原理】

本实验采用 Knoevenagel 反应合成香豆素类化合物。邻羟基苯甲醛（水杨醛）和丙二酸二乙酯在哌啶的催化作用下经 Knoevenagel 反应先生成香豆素-3-羧酸乙酯。

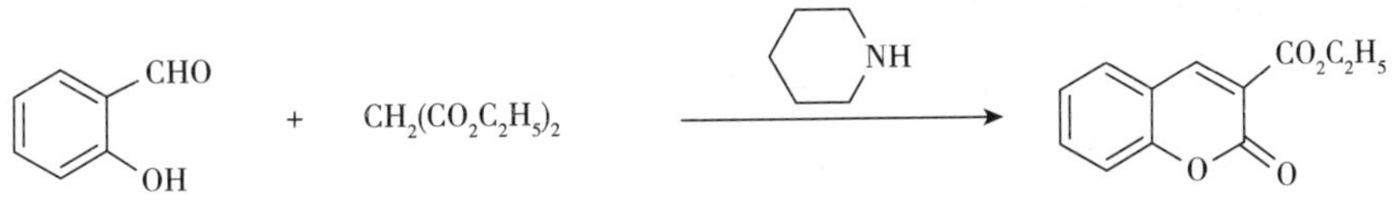

【实验方法】

（一）香豆素-3-羧酸乙酯的制备

1. 实验原理

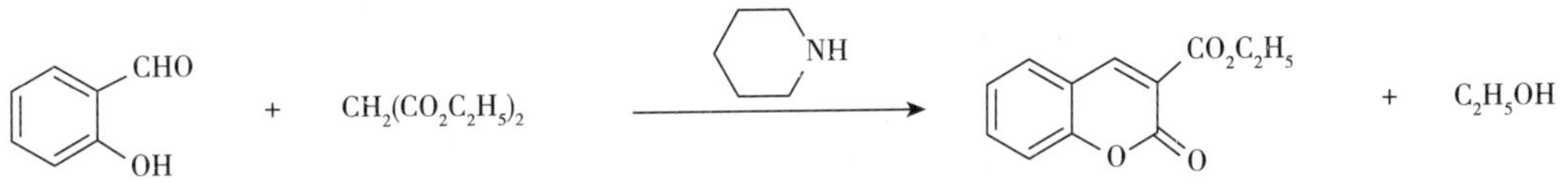

2. 原料规格及投料量

名称	规格	用量
邻羟基苯甲醛	CP	2ml
丙二酸二乙酯	CP	3.2ml
无水乙醇	CP	12ml
冰醋酸	CP	适量
乙醇	50%	2ml

3. 实验步骤 在干燥的 50ml 圆底烧瓶中先加入磁力搅拌子，然后加入邻羟基苯甲醛 2ml（2.3g，0.0019 mol），丙二酸二乙酯 3.2ml（3.3g，0.0021mol），无水乙醇 12ml，哌啶 0.2ml 和一滴冰醋酸，装上冷凝器，冷凝器顶端加干燥管，水浴搅拌加热回流 2h。稍冷，将反应物转移至锥形瓶中，加入 14ml 水后置冰水浴中冷却。待结晶完全后，抽滤。用冰冷却过的 50% 乙醇洗涤两次，每次用 1ml，干燥后得白色结晶约 3g，熔点 92~93℃，可用 25% 乙醇重结晶。纯香豆素-3-羧酸乙酯的熔点为 93℃。

（二）香豆素-3-羧酸

1. 实验原理

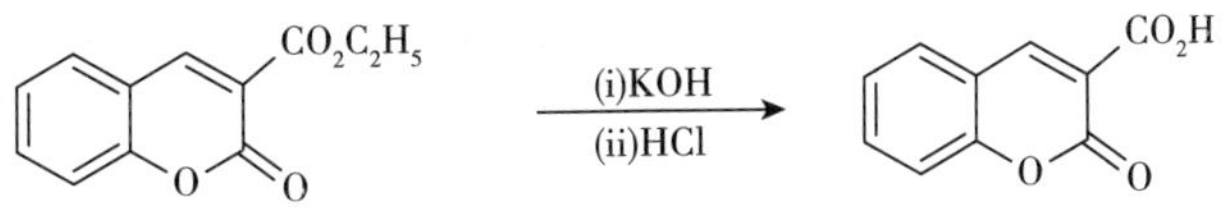

2. 原料规格及投料量

名称	规格	用量
香豆素-3-羧酸乙酯	CP	2g
氢氧化钾	CP	1.5g

续表

名称	规格	用量
95% 乙醇	CP	10ml
浓盐酸	CP	5ml
水	蒸馏水	30ml
冰水	蒸馏水	10ml

3. 实验步骤　在50ml圆底烧瓶中先加入磁力搅拌子，再加入香豆素-3-羧酸乙酯2g（0.009mol），氢氧化钾1.5g（0.0027mol），95%乙醇10ml和水5ml，装上冷凝器，水浴加热搅拌回流15min，稍冷后，用玻璃棒边搅拌边将反应液倒入放有浓盐酸5ml、水25ml的烧杯中，立即析出大量白色结晶。加完后将烧杯置于冰浴中冷却，使结晶析出完全，抽滤，用少量冰水洗结晶，干燥后称重。

（三）香豆素-3-羧酸的精制和熔点的测定

1. 原料规格及投料量

名称	规格	用量
香豆素-3-羧酸	自制	制备量
活性炭	CP	不超过香豆素-3-羧酸的5%
水	蒸馏水	香豆素-3-羧酸的20倍量（w/v）
冰水	蒸馏水	适量

2. 实验步骤　取香豆素-3-羧酸粗品置于装有球形冷凝器的250ml圆底烧瓶中，加入20倍量（W/V）蒸馏水，在水浴上加热溶解。稍冷，加活性炭脱色（活性炭用量视粗品颜色而定），加热回流10min，趁热抽滤（布氏漏斗、抽滤瓶应预热）。将滤液趁热转移至烧杯中，自然冷却，待结晶完全析出后，抽滤，压干；用少量冰水洗涤两次（母液回收），压干，干燥，测熔点（熔点188～189℃），计算收率。

3. 注释

（1）红外吸收光谱法、标准物TLC对照法。

（2）核磁共振光谱法。

◁〈 **学习小结** 〉▷

通过本实验，学习利用化学方法合成天然产物，加深对香豆素-3-羧酸的制备过程中反应条件选择的理解，在实验中怎样利用重结晶技术对产品进行纯化，利用熔点的测定对已知化合物的鉴别。

◁〈 **实验思考** 〉▷

1. 加入冰醋酸的目的是什么？
2. 如何利用香豆素-3-羧酸制备香豆素？
3. Knoevenagel反应的反应机理是什么？
4. 重结晶操作中应注意哪些问题？

实验六　蒿甲醚的合成

化学名：（$3R,5\alpha S,6R,8\alpha S,9R,10S,12R,12\alpha R$）-十氢-10-甲氧基-3,6,9-三甲基-3,12-桥氧-12H-吡喃并[4,3-j]-1,2-苯并二塞平

结构式：

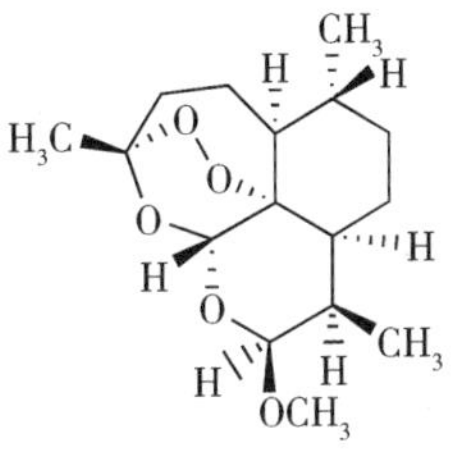

本品为白色结晶或白色结晶性粉末；无臭、味微苦。在丙酮或三氯甲烷中极易溶解，在乙醇或乙酸乙酯中易溶，在水中几乎不溶。熔点为86～90℃。本品为我国发现的一种有效的新型抗疟药青蒿素的结构改造药物。对恶性疟包括抗氯喹恶性疟及凶险型疟的疗效较佳，效果确切，显效迅速。

【学习目标】

1. 掌握蒿甲醚的性状、特点和化学性质。
2. 熟悉和掌握还原反应的原理和实验操作。
3. 了解蒿甲醚中杂质的来源和鉴别。

【实验原理】

蒿甲醚是由青蒿素和硼氢化钠与甲醇进行还原反应而来。

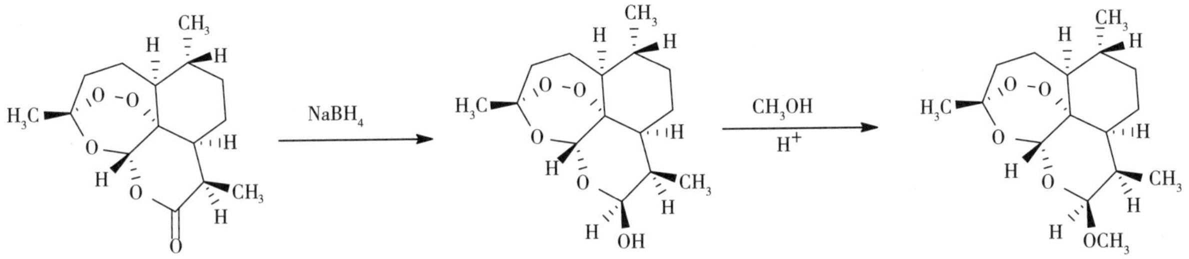

【实验方法】

1. 原料规格及投料量

名称	规格	摩尔数	用量
青蒿素	药用	0.0002mol	60.0g
硼氢化钠	CP	0.0002mol	7.6mg
浓盐酸	CP		1.5ml（约25滴）
无水甲醇	CP		20.0ml

2. 实验步骤　称量60mg青蒿素纯品溶于20ml的无水甲醇中，冰水浴冷却下加入还原剂7.566mg硼氢化钠，反应保温2h，用浓盐酸酸化至pH为1～2后，继续反应3h，加入碳酸氢钠中和至pH值为6～7，玻棒摩擦析晶后，再冷却约30min后，抽滤。用少量水洗涤，干燥，得粗品，称重。

将自制蒿甲醚粗品放入 50ml 锥形瓶，加入适量的 95% 的乙醇，温热溶解，加入少量活性炭，在 60～70℃水浴上搅拌加热 10min，趁热抽滤，在滤液中分次加入蒸馏水（约 10ml）至变浑，再加热至透明，冷却 30min，至结晶析出完全后，抽滤，干燥，得蒿甲醚精品。测熔点，称重，计算产率。

3. 注释

（1）加热的热源可以是蒸汽浴、电加热套和电热板，也可以是水浴，若加热的介质为水时，要注意不要让水蒸气进入锥形瓶中。

（2）若在冷却过程中青蒿素没有从反应液中析出，可用玻璃棒或不锈钢刮勺，轻轻摩擦锥形瓶的内壁，也可同时将锥形瓶放入冰浴中冷却促使结晶生成。

（3）加水时注意，一定要等结晶充分形成后才能加入。加水时要慢慢加入，会有放热现象，甚至会使溶液沸腾，产生甲醇蒸汽，须小心，最好在通风橱中进行。

（4）蒿甲醚纯度可用薄层色谱和测熔点鉴定两种方法进行检查。

学习小结

通过本实验，进一步熟悉蒿甲醚的理化性质，了解还原反应中常用的试剂及影响反应进行的主要因素，掌握重结晶的操作方法及注意事项。

实验思考

1. 在蒿甲醚合成反应中，为什么需要在无水条件下进行？写出反应中可能产生的副产物？

2. 在蒿甲醚的精制过程中，为什么要趁热抽滤？

第四章　综合设计性实验

◈ 第一节　药物合成路线设计方法与选择

药物合成的起点是化合物合成路线的设计，通常可以设计出多条合成路线合成同一个药物，每条合成路线可能涉及若干化学反应单元。药物合成路线的设计不仅要体现技术的先进性，实际生产的可行性，还要体现经济性。

一、药物合成路线设计的方法

1. 逆合成设计法　逆合成设计法又称切断法、倒推法、追溯求源法，是有机合成路线设计的最基本、最常用的方法，是一种与合成路线反向的逻辑思维方法。首先，剖析目标分子的化学结构，根据分子中化学键的特征，综合运用有机化学反应的原理，在适当位置切断化学键，并将切断后的目标分子转化成具有官能团的中间体即合成子；再以这些中间体作为新的目标分子，将其切断成更小的中间体；依此类推，直到切割并转化成经济易得的起始材料为止。当逆合成设计思路不同，切断位点不同时，就可以设计出多条合成路线。

切断位点的选择在逆合成设计中起着决定性作用，该位点必须符合化学反应规律，如切断碳－杂键或方便构建的碳－碳键。一条优秀的合成路线在保证产品质量的前提下，还要达到步骤简短、成本低廉、工艺简单、环境友好、过程安全等要求。

2. 模拟类推法　该方法是类比思维的体现。首先在充分分析目标化合物的基础上，检索获得与其结构特征高度近似的类似物信息，如理化性质、合成路线等；其次，深入分析目标化合物与类似物的结构差异，并挑选出可参考的合成路线；最后，根据目标化合物的特征，依据精选的类似物合成路线，设计出目标化合物的合成路线。对结构类似药物来说，模拟类推法无疑使药物合成路线设计变得简捷、高效。在应用此方法时需要注意"具体问题，具体分析"，因为某些结构相似的化合物，其合成路线却存在明显差异。

在药物合成路线设计中，逆合成设计法与模拟类推法并非相互独立、相互矛盾，在实际应用中将其相互补充、灵活运用会达到事半功倍的效果。

二、药物合成路线设计的选择与评价

优秀的合成路线，特别是具有良好工业化前景的合成路线，具有如下基本特征：原材料经济易得、产品质量高、过程安全、环境友好、成本合理等。通常可以从合成策略及路线的选择、原辅料经济易得、技术可行性、后处理简单、环境友好等方面对合成路线进行考察评价。

1. 合成策略及路线的选择　对于多步骤的合成路线，可以逐步进行反应，每一步增加目标分子的一个新单元，最后构建整个分子，即直线式合成法；也可以分别合成目标分子的不同部分，再将这些部分拼接在一起，最后完成药物合成，即汇聚式合成法。与直线式合成法相比，汇聚式合成法具有明显的优点，即合成路线较短、线性总产率高、便于分工合作等。因此，在合成策略上要优选汇聚式合成法。较短的反应路线在收率、反应周期、成本等方面有明显的优势，因此，在设计合成路线时要尽可能地减

少反应步骤。

2. 原辅料经济易得 市场供应量少、价格高、来源单一的原辅料将不利于工艺路线的实施。一条理想的合成路线必须采用市场供应充分、价格低廉的起始原辅料才有可操作性和应用价值。对于一些结构复杂的药物分子，还可以优先考虑来源于易得的天然产物及其衍生物为起始原料的半合成工艺路线。

3. 技术可行性 合成路线中各步骤技术是否可产业化是其重要的评价指标，必须保证每步反应稳定可靠、产品收率及质量高且重现性良好。各步反应的工艺条件温和、易于实现、便于控制。在物料纯度、加料量、加料时间、反应温度、反应时间、溶剂含水量、反应体系的酸碱度等方面呈现优化条件范围较宽的特点，即使某个参数稍微偏离最佳条件也不会影响收率及产品质量。

4. 后处理简单 在合成路线实施过程中，减少后处理的次数或简化后处理的过程能有效地减少物料的损失、降低污染物的排放、节省工时、节约设备投资、减少实验人员暴露在可能具有毒性的化学物质中的时间。反应结束后产物不经分离、纯化，直接进行下一步反应，将几个反应连续操作的"一锅操作"能较好的压缩后处理过程，简化操作的同时可以提高收率。但"一锅煮"的方法，要求上一步所使用的溶剂和试剂以及产生的副产物对下一步反应的影响不大，不至于导致产物和关键中间体纯度的下降。如若不然，虽然可以减少后处理的过程，但会导致产物或中间体质量下降，增加分离纯化的难度。

5. 环境友好 环境保护是我国的基本国策，是实现经济、社会可持续发展的根本保证。解决有机合成污染的关键是坚持绿色化学思维，采用绿色工艺。合成工艺路线的"绿色度"主要从整个路线的原子经济性、各步反应的效率和所用试剂的安全性等方面来评价。

原子经济性是绿色化学的核心概念之一，即出现在最终产物中的原子质量和参与反应的所有起始物的原子质量的比值。选择原子经济性高的反应，即原料分子中的原子尽量多地出现在产物分子中，其比值应趋近于100%，如加成、催化等。

各步反应的效率包括反应的收率及反应的选择性。只有提高反应的收率和反应的选择性，将主原料尽可能的转化为目标产物，才能有效的减少废弃物的产生。

试剂的安全性主要是指各步路线中涉及的试剂、溶剂等都应毒性尽可能小且易回收。事实上，很多国际知名制药企业以及美国化学会绿色化学研究所制药圆桌会议等都根据溶剂对人体的危害程度、安全性能和环境友好程度等指标给出了各自的"溶剂选用指南"，国家食品药品监督管理局也对我国生产原料药所用溶剂提出了专门要求，选择试剂时可以予以参考。药物合成中尽量避免使用易燃、易爆、剧毒、强腐蚀性、强生物活性的化合物。

◎ 第二节 综合设计性实验项目

实验一 咖啡酸苯乙酯的合成

化学名：3-(3',4'-二羟基苯基)-2-丙烯酸苯乙醇酯
结构式：

本品为淡黄色结晶或结晶性粉末，无臭，味微苦，熔点为 126~128℃。

本品为酚类物质，是蜂胶的主要活性成分之一，为咖啡酸的衍生物，具有抗炎、抗氧化、免疫调节、抗动脉粥样硬化和抗肿瘤活性等多种生物学活性。

【学习目标】

1. 通过文献查阅，了解咖啡酸苯乙酯的合成路线，并对各合成路线进行比较和评价。

2. 熟悉 Knoevenagel 缩合、Heck 反应的基本原理。

3. 初步具备对已知结构化合物合成路线的选择与设计能力。

【实验原理】

咖啡酸苯乙酯的合成方法主要有如下 4 种。

1. 以咖啡酸和 β - 溴乙基苯为原料合成咖啡酸苯乙酯。合成路线如下。

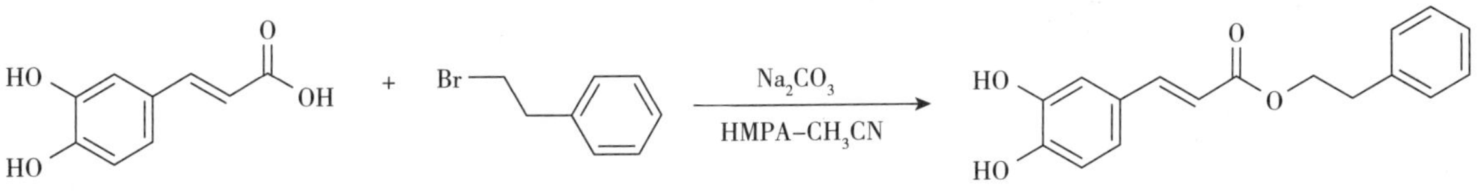

2. 将咖啡酸与 $SOCl_2$ 反应得到的咖啡酰氯与苯乙醇酯化合成咖啡酸苯乙醇酯。合成路线如下：

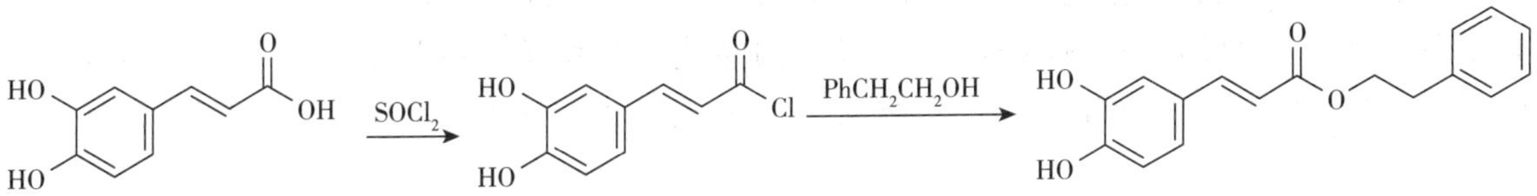

3. 采用 4-溴儿茶酚和丙烯酸苯乙酯为原料，经过邻二酚羟基的保护、Heck 偶联和脱保护共三步反应，合成咖啡酸苯乙酯。合成路线如下。

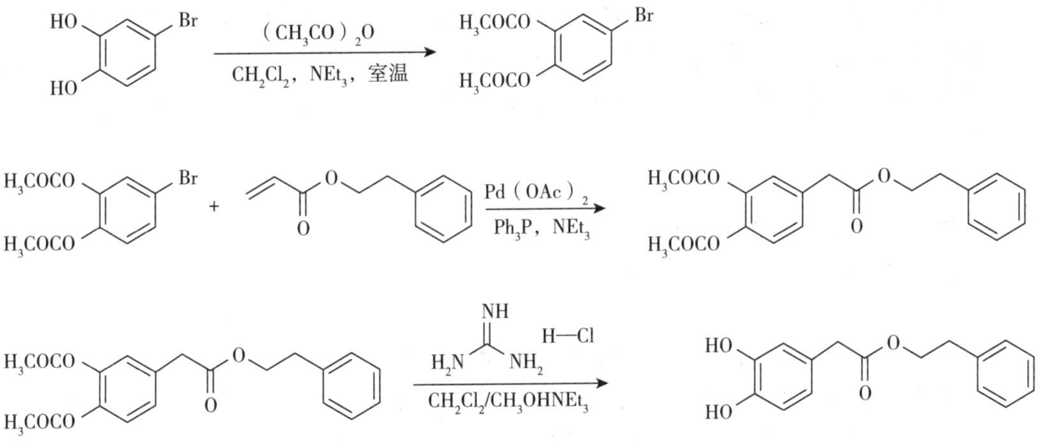

4. 以 3,4-二羟基苯甲醛与丙二酸亚异丙酯发生 Knoevenagel 缩合合成咖啡酸苯乙酯。合成路线如下。

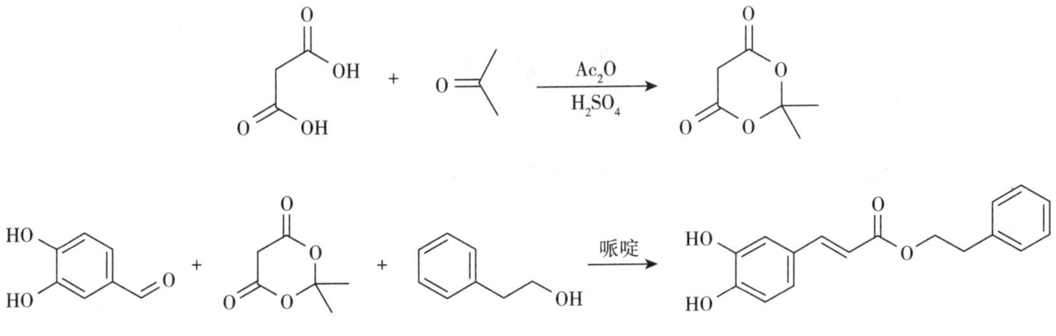

【合成方案设计】

分析各合成路线，从试剂、反应时间、能耗、收率、产物品质等各方面进行评估，选择反应条件温和、试剂价廉易得、产物易纯化、收率较高的合成路线。建议选择路线 4。

【实验方法参考】

1. 2,2-二甲基－1,3-二噁唑烷－4,6－二酮（丙二酸亚异丙酯）的制备　在装有搅拌装置、球形冷凝器、滴液漏斗的 100ml 三颈烧瓶中加入丙二酸 5.2g（50mmol）、醋酐 6ml，搅拌均匀后滴加浓硫酸 0.15ml，室温搅拌至丙二酸大部分溶解。冰水浴冷却下缓慢滴加丙酮 4ml（55mmol），15min 内滴加完毕。加料完毕后，在室温条件下继续搅拌 4h。使用旋转蒸发仪将反应液蒸发至干，得丙二酸亚异丙酯粗品。将所得丙二酸亚异丙酯粗品利用硅胶柱色谱法进行分离与纯化，得到白色粉末并测定化合物的熔点。

2. 咖啡酸苯乙酯的制备　在装有搅拌装置及球形冷凝器的 50ml 圆底烧瓶中加入丙二酸亚异丙酯 114mg（0.79mmol）和 2-苯乙醇 122mg（1mmol），5ml 甲苯作为反应溶剂，加热回流 5h。反应完毕，停止搅拌，冷却至室温。然后加入 3,4-二羟基苯甲醛 154mg（1.12mmol）、吡啶 0.1ml 和哌啶 0.12ml，室温搅拌 24h。停止反应，将反应液减压蒸干，用 15ml 乙醚溶解所得到的棕色残渣。先用饱和碳酸氢钠溶液洗涤两次，每次 10ml，再用蒸馏水洗涤两次，每次 10ml。所得乙醚层用无水硫酸镁干燥后过滤，滤液用旋转蒸发仪蒸干溶剂，得粗品。所得到的粗品用苯∶乙醚（8∶2）混合溶剂进行重结晶得到淡黄色粉末，测定化合物的熔点。

3. 结构确定

（1）红外吸收光谱法、标准物 TCL 对照法。

（2）核磁共振波谱法。

注释：

（1）丙二酸亚异丙酯可以用丙二酸和丙酮在硫酸和醋酐的作用下进行合成。

（2）以甲苯作溶剂 2-苯乙醇和丙二酸亚异丙酯（麦尔酮酸）反应生成单酯。随后在吡啶中，哌啶催化，室温下与 3,4-二羟基苯甲醛反应 24h，即可得到咖啡酸苯乙酯。一釜式合成从 3,4-二羟基苯甲醛开始，一步得到目标化合物。

◆◇ 学习小结 ◇◆

通过本实验，能够根据所学过的相关知识和通过查阅文献资料，初步具备对咖啡酸苯乙酯的合成路线的选择与设计能力。

实验思考

1. 本实验中建议的路线，采用"一釜式合成法"，该方法有哪些优点？
2. 在参考实验方法里，制备丙二酸亚异丙酯的过程中，加入浓硫酸的目的是什么？

实验二 莫西沙星的合成

化学名：1-环丙基-7(S,S-2,8-二氮杂双环[4.3.0]壬烷-8-基)-6-氟-8-甲氧4-氧代-1,4-二氢-3-喹啉羧酸

结构式：

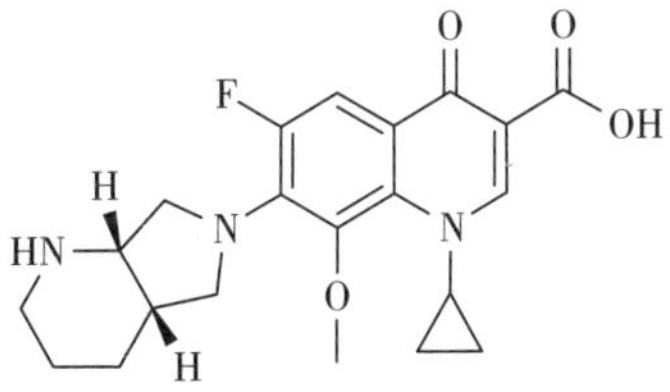

本品为白色晶体粉末。

本品为人工合成的喹诺酮类抗菌药，具有抗菌性强、抗菌范围广、不易产生耐药并对常见耐药菌有效、半衰期长、不良反应少等优点。

【学习目标】

1. 通过文献查阅，了解莫西沙星的合成路线，并对各合成路线进行比较和评价。
2. 熟悉取代反应中提高反应选择性的基本原理。
3. 初步具备对已知结构化合物合成路线的选择与设计能力。

【实验原理】

莫西沙星的主要的合成方法如下。

1. 以 1-环丙基-6,7,8-三氟-1,4-二氢-4-氧亚基喹啉-3-羧酸为母核合成莫西沙星。母核中 C6、C8 位氟原子的吸电子效应使 C7 位更易被取代。合成路线如下。

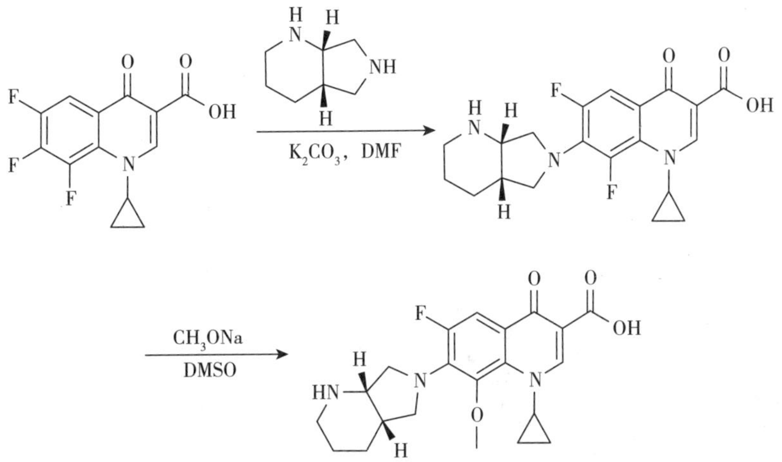

2. 以 HBF$_4$为螯合剂来提高 7 位 F 的反应活性来制备莫西沙星。合成路线如下。

3. 以镁盐 Mg(OCH$_3$)$_2$为螯合剂来制备莫西沙星。合成路线如下。

4. 以 SnMe$_3$Cl 为螯合剂来制备莫西沙星。合成路线如下。

【合成方案设计】

莫西沙星的合成主要通过两种途径合成，即非螯合和螯合法。非螯合法合成路线相对简单，但是 C_7-F 的选择性不强，产品的收率较低且产品纯化难度较大，将 C_8 引入吸电子基团可以提高 C_7 位的反应活性。螯合法的选择性及收率较非螯合法高，但是不同的螯合剂存在某些缺点，如 HBF_4 价格较高且对设备有严重的腐蚀性，三烷基氯化锡有剧毒、水溶性高等。因此具体操作中要根据实际情况来选择相应的合成路线，同时也可以优化合成条件来达到绿色、简便、高收率的目标。

化合物1　　　　化合物2

莫西沙星

【实验方法参考】

1. **1-环丙基-6,8-二氟-1,4-二氢-7-(4aS,7aS)-八氢-6H-吡咯并[3,4-b]吡啶-6-基]-4-氧代-3-喹啉羧酸（化合物2）的合成**　150ml 三颈瓶加入 1-环丙基-6,7,8-三氟-1,4-二氢-4-氧代-3-喹啉羧酸（化合物1）5.66g（20mmol）、(S,S)-八氢-6H-吡咯并[3,4-b]吡啶 2.77g(20mmol)、40ml DMF，搅拌，升温至 90℃后保温反应 2.5h。冷至室温后抽滤，滤液旋蒸浓缩为糊状，用 40ml 盐酸（2 mol/L）溶解后加饱和碳酸钠水溶液调 pH 值至中性，析出白色固体，抽滤，干燥得化合物2，熔点为 249~251℃。

2. **莫西沙星的合成**　150ml 三颈瓶中加入 3.89g 化合物2（10mmol）、0.68g 甲醇钠（10mmol）、40ml DMSO，搅拌均匀，升温至 140℃后保温反应 1h。补加 0.68g 甲醇钠（10mmol），继续反应 1h。反应液旋蒸浓缩为糊状，用 40ml 盐酸（2mol/L）溶解后加饱和碳酸钠水溶液调 pH 值至中性，析出白色固体，抽滤得粗品。粗品用无水乙醇重结晶得淡黄色莫西沙星纯品，熔点为 203~207℃。

3. **结构确定**

（1）红外吸收光谱法、标准物 TCL 对照法。

（2）核磁共振波谱法。

学习小结

通过本实验，能够根据所学过的相关知识和通过查阅文献资料，初步具备综合反应条件、收率等各方面因素选择莫西沙星的合成路线的设计能力。

实验思考

莫西沙星的不同合成方法有哪些优缺点？

附　录

附录一　常用有机试剂中英文对照及沸点、密度表

中文名称	英文名称	沸点（℃）	密度（g/ml）
醋酸	acetic acid	118	1.05
醋酐	acetic anhydride	140	1.06
丙酮*	acetone	56	0.79
苯*	benzene	80	0.88
1-丁醇*	1-butanol	118	0.81
四氯化碳	carbon tetrachloride	77	1.59
三氯甲烷	chloroform	61	1.48
环己烷	cyclohexane	81	0.78
对甲基异丙苯	p – cymene	177	0.86
二氯六环*	dioxane	101	1.08
乙醇*	ethanol	78	0.80
醚（乙醚）*	ether	35	0.71
乙酸乙酯*	ethyl acetate	77	0.90
己烷*	hexane	69	0.66
甲醇*	methanol	65	0.79
二氯甲烷	methylene dichloride	10	1.32
戊烷*	pentane	36	0.63
石油醚*	petroleum ether	30～36	0.63
1-丙醇*	1-propanol	98	0.80
2-丙醇*	2-propanol	82	0.79
吡啶*	pyridine	115	0.98
四氯呋喃*	thtrahydrofuran	65	0.99
甲苯*	toluene	111	0.87
间二甲苯*	m – xylene	139	0.87

* 有此符号的溶剂为易燃性溶剂。

附录二 相对原子质量表

序号	名称	符号	相对原子质量	序号	名称	符号	相对原子质量
1	氢	H	1.00794	39	钇	Y	88.90585
2	氦	He	4.002602	40	锆	Zr	91.224
3	锂	Li	6.941	41	铌	Nb	92.90638
4	铍	Be	9.012182	42	钼	Mo	95.94
5	硼	B	10.811	43	锝	Tc	98
6	碳	C	12.0107	44	钌	Ru	101.07
7	氮	N	14.00674	45	铑	Rh	102.90550
8	氧	O	15.9994	46	钯	Pd	106.42
9	氟	F	18.9984032	47	银	Ag	107.8682
10	氖	Ne	20.1797	48	镉	Cd	112.411
11	钠	Na	22.989770	49	铟	In	114.818
12	镁	Mg	24.3050	50	锡	Sn	118.710
13	铝	Al	26.981538	51	锑	Sb	121.760
14	硅	Si	28.0855	52	碲	Te	127.60
15	磷	P	30.973762	53	碘	I	126.90447
16	硫	S	32.066	54	氙	Xe	131.29
17	氯	Cl	35.4527	55	铯	Cs	132.90543
18	氩	Ar	39.948	56	钡	Ba	137.327
19	钾	K	39.0983	57	镧	La	138.9055
20	钙	Ca	40.078	58	铈	Ce	140.116
21	钪	Sc	44.955910	59	镨	Pr	140.90765
22	钛	Ti	47.867	60	钕	Nd	144.23
23	钒	V	50.9415	61	钷	Pm	[145]
24	铬	Cr	51.9961	62	钐	Sm	150.36
25	锰	Mn	54.938049	63	铕	Eu	151.964
26	铁	Fe	55.845	64	钆	Gd	157.25
27	钴	Co	58.933200	65	铽	Tb	158.92534
28	镍	Ni	58.6934	66	镝	Dy	162.50
29	铜	Cu	63.546	67	钬	Ho	164.93032
30	锌	Zn	65.39	68	铒	Er	167.26
31	镓	Ca	69.723	69	铥	Tm	168.93421
32	锗	Ge	72.61	70	镱	Yb	173.04
33	砷	As	74.92160	71	镥	Lu	174.967
34	硒	Se	78.96	72	铪	Hf	178.49
35	溴	Br	79.904	73	钽	Ta	180.9479
36	氪	Kr	83.80	74	钨	W	183.84
37	铷	Rb	85.4678	75	铼	Re	186.207
38	锶	Sr	87.62	76	锇	Os	190.23

续表

序号	名称	符号	相对原子质量	序号	名称	符号	相对原子质量
77	铱	Ir	192.217	95	镅	Am	243
78	铂	Pt	195.084	96	锔	Cm	247
79	金	Au	196.96655	97	锫	Bk	247
80	汞	Hg	200.59	98	锎	Cf	251
81	铊	Tl	204.3833	99	锿	Es	252
82	铅	Pb	207.2	100	镄	Fm	257
83	铋	Bi	208.98038	101	钔	Md	258
84	钋	Po	[209]	102	锘	No	259
85	砹	At	[210]	103	铹	Lr	262
86	氡	Rn	[222]	104	𬬻	Rf	261
87	钫	Fr	[223]	105	𬭊	Db	262
88	镭	Ra	[226]	106	𬭳	Sg	263
89	锕	Ac	[227]	107	𬭛	Bh	262
90	钍	Th	232.0381	108	𬭶	Hs	265
91	镤	Pa	231.03588	109	鿏	Mt	266
92	铀	U	238.0289	110	𫟼	Ds	269
93	镎	Np	237	111	𬬭	Rg	272
94	钚	Pu	244	112	鿔	Cn	277

附录三　常用冷却剂

　　根据反应温度的要求不同，可以使用不同的制冷剂。各种冷却浴的冷却温度如下表。

冷却浴	温度（℃）	冷却浴	温度（℃）
冰/盐	-20 ~ -5	乙醇/干冰	-72
对二甲苯/干冰	13	丙酮/干冰	-77
1,4-二氧六环/干冰	12	乙酸乙酯/干冰	-77
环己烷/干冰	6	丙胺/干冰	-83
苯/干冰	5	乙醚/干冰	-100
甲酰胺/干冰	2	苯甲醇/液氮	-15
乙二醇/干冰	-10.5	正辛烷/液氮	-56
环庚烷/干冰	-12	三氯甲烷/液氮	-63
苯甲醇/干冰	-15	乙酸乙酯/液氮	-83.6
四氯乙烯/干冰	-22	正丁醇/液氮	-89
四氯化碳/干冰	-22.8	己烷/液氮	-94
1,3-二氯苯/干冰	-25	丙酮/液氮	-94.6
邻二甲苯/干冰	-29	甲苯/液氮	-95.1
间甲苯胺/干冰	-32	甲醇/液氮	-98
乙腈/干冰	-41	环己烷/液氮	-104
吡啶/干冰	-42	乙醇/液氮	-116

续表

冷却浴	温度（℃）	冷却浴	温度（℃）
间二甲苯/干冰	-47	乙醚/液氮	-116
正辛烷/干冰	-56	正戊烷/液氮	-131
异丙醚/干冰	-60	异戊烷/液氮	-160
三氯甲烷/干冰	-63	液氮	-196

附录四　常用溶剂的干燥方法

一、金属、金属氢化物

1. 铝、钙、镁。常用于醇类溶剂的干燥。

2. 钠、钾。适用于烃、醚、环己胺、液氨等溶剂的干燥。注意用于卤代烃干燥时有爆炸危险，绝对不能使用，也不能用于干燥甲醇、酯、酸、酮、醛与某些胺等。醇中含有微量水分可加入少量金属钠直接蒸馏。

3. 氢化钙。1g 氢化钙可定量与 0.85g 水反应，比碱金属和五氧化二磷干燥效果好。适用于烃、卤代烃、醇、胺、醚等，特别是四氢呋喃等环醚、二甲基亚砜、六甲基磷酰胺等溶剂的干燥。有机反应常用的极性非质子溶剂也是用此法进行干燥的。

4. 氢化锂铝。常用于醚类等溶剂的干燥。

二、中性干燥剂

1. 硫酸钙、硫酸钠、硫酸镁。适用于烃、卤代烃、醚、酯、硝基甲烷、酰胺、腈等溶剂的干燥。

2. 硫酸铜。无水硫酸铜为白色，含有五分子结晶水时变成蓝色，常用于检测溶剂中的微量水分。硫酸铜适用于醇、醚、酯、低级脂肪酸的脱水，甲醇与硫酸铜能形成加成物，故不宜使用。

3. 碳化钙。适用于醇的干燥。使用纯度低的碳化钙时，会生成硫化氢和磷化氢等恶臭气体。

4. 氯化钙。适用于干燥烃、卤代烃、醚、硝基化合物、环己胺、腈、二硫化碳等。氯化钙能与伯醇、甘油、酚、某些类型的胺、酯等形成加成物，故不宜使用。

5. 活性氧化铝。适用于烃、胺、酯、甲酰胺的干燥。

6. 分子筛。分子筛与其他干燥剂相比，吸湿能力非常强。在各种干燥剂中，分子筛吸湿能力仅次于五氧化二磷。由于各种溶剂几乎都可以用分子筛脱水，故在实验室和工业中获得了广泛的应用。

三、碱性干燥剂

1. 氢氧化钾、氢氧化钠。适用于干燥胺等碱性物质和四氢呋喃一类的环醚。不适用于酸、酚、醛、酮、醇、酯、酰胺等的干燥。

2. 碳酸钾。适用于碱性物质、卤代烃、醇、酮、酯、腈、溶纤剂等溶剂的干燥。不适用于酸性物质的干燥。

3. 氧化钡、氧化钙。适用于干燥醇、碱性物质、腈、酰胺。不适用于酮、酸性物质和酯类的干燥。

四、酸性干燥剂

1. 硫酸。适用于干燥饱和烃、卤代烃、硝酸、溴等。不适用于醇、酚、酮、不饱和烃等的干燥。

2. 五氧化二磷。适用于烃、卤代烃、酯、乙酸、腈、二硫化碳、液态二氧化硫的干燥。不适用于醚、酮、醇、胺等的干燥。

附录五 药物合成常用试剂

一、常用试剂的纯化制备

在合成反应的实验中，根据反应不同，所用溶剂和试剂的纯度会对反应速率、产率和产品纯度产生一定影响。市售有机试剂规格通常包括：工业纯试剂、实验试剂（LR）、化学纯试剂（CP）、分析纯试剂（AR）和优级纯试剂（GR），可根据实验的不同需要，选择使用相应级别的试剂。另外，一些试剂须在使用前进行纯化处理，这些工作是药物合成人员必须掌握的基本操作技能。

1. 乙醇 市售无水乙醇含量为99.5%，实验需要绝对无水乙醇时，应对其进行除水处理。

操作：将干燥纯净的镁条2g剪为细丝，迅速放入干燥好的圆底烧瓶中，加入99.5%乙醇25ml，连接回流冷凝管及装有无水氯化钙的干燥管；沸水浴加热至微沸后移去热源，立刻加入碘粒数颗，引发反应；待碘粒消失、镁丝完全溶解后，再加入99.5%乙醇400ml，回流1h。蒸馏，弃去前馏分，收集恒定沸点馏分，即得绝对无水乙醇，纯度≥99.95%。密闭保存。

2. 乙醚 市售乙醚中，均含有水和乙醇；若存放过久，可生成过氧化物，在加热蒸干时易发生爆炸。因此，制备之前应检验有无过氧化物。

（1）检验和去除过氧化物 取乙醚1ml，加入10% KI溶液2ml、稀盐酸1ml，滴入淀粉溶液数滴，振摇，呈现蓝黑色则显示过氧化物存在。此时，可将新鲜配制的10%亚硫酸氢钠加入至乙醚200ml，置分液漏斗中充分振摇，分离醚层。

（2）除水 用饱和NaCl溶液洗涤乙醚两次，加入无水氯化钙，充分干燥后过滤。蒸馏（注意不能完全蒸干！）；蒸出的乙醚盛放至充分干燥的试剂瓶中，放入洁净钠丝，至无气泡产生且钠丝仍保持金属光泽时，即得绝对无水乙醚。密闭、避光保存。

3. 氯化亚砜 工业氯化亚砜含有杂质，需经过重蒸后使用。要蒸得高纯度的氯化亚砜，可用硫黄共热回流，再经分馏得到。

4. 碘甲烷 实验室常用甲基化试剂。因其有神经毒性，须在通风橱中使用。可用硫酸二甲酯和碘化钾水溶液，在碳酸钙存在下制备得到。纯化时，使用硫代硫酸钠或亚硫酸钠稀溶液反复洗涤至无色，再用水洗，无水氯化钙干燥、避光保存。

5. 甲醇 普通未精制的甲醇含有0.02%丙酮和0.1%水。为了制得纯度达99.9%以上的甲醇，可用镁与甲醇回流去水（与制备无水乙醇相同），收集64℃的馏分。甲醇有毒，处理时应防止吸入其蒸气。

6. 二氯甲烷 普通的二氯甲烷纯化时，可用5%碳酸钠溶液洗涤，再用水洗涤，然后用无水氯化钙干燥，蒸馏，收集40~41℃的馏分，保存在棕色瓶中。绝对无水的二氯甲烷是用五氧化二磷回流5h后蒸出，加无水碳酸钾回流2h后重新蒸馏而得。

7. _N,N_-二甲基甲酰胺 _N,N_-二甲基甲酰胺含有少量水分。常压蒸馏时部分分解，产生二甲胺和一氧化碳。在有酸或碱存在时，分解加快，所以加入固体氢氧化钾（钠）后，在室温下放置数小时即有部分分解。因此，常用硫酸钙、硫酸镁、氧化钡、硅胶或分子筛干燥，然后减压蒸馏，收集 76℃/4800 Pa（36mmHg）的馏分。如含水较多时，可加入 1/10 体积的苯，在常压及 80℃以下蒸去水和苯，然后再用无水硫酸镁或氧化钡干燥，最后进行减压蒸馏。纯化后的 N, N-二甲基甲酰胺应避光贮存。N, N-二甲基甲酰胺中如有游离胺存在，可用 2,4-二硝基氟苯来检查。

8. **甲苯**　通过常压蒸馏纯化甲苯较困难，可以仿照苯的处理方法加入浓硫酸，但要保证操作温度在 30℃以下，因为甲苯比苯容易磺化。处理好的甲苯可以加入钠丝、五氧化二磷、氢化钙或分子筛保存。

9. **乙酸乙酯**　乙酸乙酯一般含量为 95%～98%，含有少量水、乙醇和乙酸。可用下法纯化：于 1000ml 乙酸乙酯中加入 100ml 醋酐和 10 滴浓硫酸，加热回流 4h，除去乙醇和水等杂质，蒸馏，蒸馏液加入 20～30g 无水碳酸钾振荡，再蒸馏。产物沸点为 77℃，纯度可达 99%以上。

10. **二甲基亚砜**　二甲基亚砜能与水混合，可加入分子筛后长期放置加以干燥，然后减压蒸馏，收集 76℃/1600Pa（12mmHg）馏分。蒸馏时，温度不可高于 90℃，否则会发生歧化反应，生成二甲砜和二甲硫醚，也可用氧化钙、氢化钙、氧化钡或无水硫酸钡来干燥，然后减压蒸馏。二甲基亚砜与某些物质混合时可能发生爆炸，如氢化钠、高碘酸或高氯酸镁等，应予以注意。

11. **三氯甲烷**　三氯甲烷在日光下易氧化成氯气、氯化氢和光气（剧毒），故三氯甲烷应贮存于棕色瓶中。市场上供应的三氯甲烷多用 1%乙醇作稳定剂，以消除生成的光气。三氯甲烷中乙醇的检验可利用三碘甲烷反应，游离氯化氢的检验可利用硝酸银的醇溶液。除去乙醇的方法如下。

向三氯甲烷中加入 1/2 体积的水，振摇数次，分离下层的三氯甲烷，用氯化钙干燥 24h，蒸馏。另一种纯化方法是将三氯甲烷与少量浓硫酸混合，振摇 2～3 次，每 200ml 三氯甲烷加入 10ml 浓硫酸，分去酸层后的三氯甲烷用水洗涤，干燥，蒸馏。除去乙醇后的无水三氯甲烷应保存在棕色瓶中并避光存放，以免发生光化反应产生光气。

12. **吡啶**　分析纯的吡啶含有少量水分，可供一般实验用。如要制得无水吡啶，可将吡啶与固体氢氧化钾（钠）一同回流，然后隔绝潮气蒸出备用。干燥的吡啶吸水性很强，保存时应将容器口用石蜡封好。

13. **溴素**　市售溴素上层有水封盖，使用前需经浓硫酸干燥。将其置于分液漏斗，静置后分出下层；再将分出的溴素加入放有等量浓硫酸的分液漏斗中，谨慎振摇，静置后分离即可使用。

二、危险化学试剂的使用与保存

药物合成实验中大量使用了各种化学试剂和药品。其中，一些化学试剂具有易燃、易爆或有毒的特性。在使用和保存时，必须事先充分了解该试剂或药品的性质，并严格遵守相关要求。以下列举了部分常用的危险化学试剂。

（一）易燃试剂

固体：金属镁、金属钠、红磷、黄磷（可自燃）、萘等。

液体：乙醚、石油醚、汽油、二硫化碳、苯、甲苯、二甲苯、甲醇、乙醇、丙酮、乙酸乙酯等。

气体：氢气、氧气、甲烷、氯甲烷、氯乙烷、乙胺、硫化氢、二氧化硫等。

注意易燃物质不能进行明火加热！

（二）易爆试剂

在使用可能发生爆炸的试剂时，必须预先作好个人防护并在特定设计的通风橱中进行反应；同时，尽量减少药品用量,严格控制反应温度等条件,并密切关注反应进程。切勿大意!

易爆物质包括:过氧化物、高氯酸盐(高氯酸铵)、氯酸盐、浓高氯酸、重氮和叠氮化物、硝基化合物(三硝基甲苯)、亚硝基化合物、硝酸铵、雷酸盐、乙炔化物等。

易爆物质在与有机物、金属或水混合时,极易发生爆炸;尤其是氧化物,如浓硝酸、高氯酸和过氧化氢,必须特别注意。混合后发生爆炸的有:金属钠(钾)+水;硝酸铵+锌粉+水;硝酸铵+酯类;硝酸盐+氯化亚锡;硝酸+镁(碘化氢);过氧化物+铝+水;高锰酸钾+甘油等。

一些气体或物质的蒸气与空气(或氧气)混合时,形成爆炸混合物,当其达到爆炸极限,即会引起爆炸。如氢气、甲烷、氨气、一氧化碳、乙醚等。乙醚和四氢呋喃等易生成过氧化物,在蒸馏时亦可能引起爆炸。

(三)毒性试剂

在日常实验中,所使用的一些化学试剂具有慢性或急性毒性,个别具有剧毒性。因此,应当掌握其使用规则和防护措施,在充分利用其开展实验的同时,避免影响身体健康或造成严重损害。

有毒试剂可通过呼吸道、皮肤黏膜或消化道等途径进入人体。在使用有毒试剂时,应注意在通风橱内进行,佩戴护目镜,避免药品直接接触皮肤,并严禁在实验室内进食等。对剧毒药品,必须严格遵守相关领用制度。可能情况下,使用低毒试剂替代。

(1)毒性气体 HCl、HBr、NH_3、CO、Br_2、Cl_2、F_2、HCN、H_2S、SO_2、光气等。

(2)腐蚀性试剂 强酸、强碱;硫酸二甲酯、苯酚、液溴等。

(3)剧毒试剂 氰化物、氢氰酸,毒性极强,空气中 HCN 含量达 0.3%,即可致死。汞,在常温下可蒸发,须在通风橱中进行操作,不慎泼洒时,可用硫黄粉或三氯化铁溶液清除。

(4)致癌试剂 烷基化试剂,如硫酸二甲酯、对甲苯磺酸甲酯,亚硝基二甲胺、偶氮乙烷等;芳香胺类和部分稠环芳香烃等。

附录六　实验记录与实验报告规范

一、实验记录

国家药品监督管理局 2000 年 1 月 3 日制订并下发的《药品研究实验记录暂行规定》指明,药品研究实验记录是指在药品研究过程中,应用实验、观察、调查或资料分析等方法,根据实际情况直接记录或统计形成的各种数据、文字、图表、声像等原始资料,是药品研究机构撰写药品申报资料的依据。该规定对药品研究实验记录的基本要求、主要内容及书写规范等做了详细的规定。

实验记录在研究的不同阶段所起的作用不同。在实验操作前,实验记录是操作指南,实验的目的、设计、计划、方法、材料、步骤(仪器等)的准备,都应体现在实验记录中。实验操作过程中,实验记录是每一步骤操作过程的真实记录。实验操作后,实验记录是数据的计算、统计分析的依据。

实验记录是科研活动的真实描述和记载,是记录实验过程及结果的唯一原始资料。它即是记录科学研究、发明发现行为的日志,也是准确回顾和分析科研实践的过程、进行科研工作归纳和总结的依据。因此,实验记录是研究过程中非常重要的文件资料,也是科研档案的一部分。同时,规范的实验记录,不仅是保证科研工作质量、提高科技档案质量的重要文件,还是反映科研人员工作作风,保护科技人员研究成果、提高研究效率、打击学术不端的重要证据。

传统的实验记录较多采用纸质记录本,由于记录需要长期保存并反复利用,因此,除了要求记录本耐翻、耐磨外，对书写用笔和墨水往往有特殊的要求：必须使用稳定性好、不易褪色的蓝黑、碳素墨水笔书写，不允许使用铅笔、圆珠笔、纯蓝墨水笔、红墨水笔等。

（一）实验记录内容

实验记录通常应包括实验名称、实验目的、实验设计或方案、实验时间、实验材料、实验方法、实验过程、观察指标、实验结果和结果分析等内容。

1. 实验名称　每项实验开始前应首先注明课题名称和实验名称，需保密的课题可用代号。

2. 实验设计或方案　实验设计或方案是实验研究的实施依据，各项实验记录的首页应有一份详细的实验设计或方案，并由设计者和（或）审批者签名。

3. 实验时间　每次实验须按年月日顺序记录实验日期和时间（根据具体实验可精确到小时、分钟）。

4. 实验材料　受试样品和对照品的来源、批号及效期；实验动物的种属、品系、微生物控制级别、来源及合格证编号；实验用菌种（含工程菌）、瘤株、传代细胞系及其来源；其他实验材料的来源和编号或批号；实验仪器设备名称、型号；主要试剂的名称、生产厂家、规格、批号及效期；自制试剂的配制方法、配制时间和保存条件等。实验材料如有变化，应在相应的实验记录中加以说明。

5. 实验环境　根据实验的具体要求，对环境条件敏感的实验，应记录当天的天气情况和实验的微小气候（如光照、通风、洁净度、温度及湿度等）。

6. 实验方法　常规实验方法应在首次实验记录时注明方法来源，并简述主要步骤。改进、创新的实验方法应详细记录实验步骤和操作细节。

7. 实验过程　应详细记录研究过程中的操作，观察到的现象，异常现象的处理及其产生原因，影响因素的分析等。

8. 实验结果　准确记录计量观察指标的实验数据和定性观察指标的实验变化。

9. 结果分析　每次（项）实验结果应做必要的数据处理和分析，并有明确的文字小结。

10. 实验人员　应记录所有参加实验研究的人员。

（二）实验记录基本原则

1. 实验记录必须真实、及时、准确、完整。

2. 当天实验当天记录，不得写"回忆性"记录。不得伪造或者编造数据，不得随意涂改或者取舍。

3. 实验记录必须易于查看，能够让课题负责人、导师及其他相关人员了解实验过程及结果。

4. 实验记录本或记录纸应保持完整，不得缺页或挖补；如有缺、漏页，应详细说明原因。每次实验必须按年月日顺序记录实验日期和时间。

5. 实验记录需修改时，采用划线方式去掉原书写内容，但须保证仍可辨认，避免随意涂抹或完全涂黑。

（三）实验记录书写要求

1. 实验记录应当字迹工整，内容清楚、整洁，不得潦草。书写应当用字规范，只能使用钢笔或签字笔。

2. 实验记录使用专用术语必须规范，计量单位要采取国际标准计量单位，有效数字的取舍应当根据实验的要求而定，位数必须一致，不得随意取舍。

3. 实验记录不得随意删除、增加或者修改。确实因为写错必须修改者，应当注明修改内容，在需要修改处画一斜线，不得完全涂黑，保证修改前的记录能够辨认。

4. 实验记录之间的空白应划线并标注"此处无记录"，不可撕去任何页面。

5. 实验图片、照片应当用胶水粘贴在记录的相应位置上。不得用金属钉、胶带纸等其他材料固定图片、照片，也不得将图片、照片贴在记录纸背后。

6. 示意图、草图、表格应当使用必要的工具绘制。

7. 所有实验记录必须使用统一印制的实验记录本，不得随意用纸。

（四）药物化学实验过程记录常用格式

药物化学实验过程记录常用格式如下。

实验名称： 日期：

时间	操作（每个操作写一行）	现象（如实记录）

记录人：

二、实验报告

实验报告是在科学研究或专业学习中，人们为了检验某一种科学理论或假设，通过实验中的观察、分析、综合、判断，如实地把实验的目的、实验方法、实验过程和实验结果用文字形式记录下来，经过整理写成的书面材料。实验报告是一种科技应用文体，撰写实验报告是科技实验工作不可缺少的重要环节，实验报告具有情报交流的作用和保留资料的作用。实验报告与科技论文一样都以文字形式阐明了科学研究的成果，但二者在内容和表达方式上有所差别。实验报告是客观地记录实验的过程和结果，着重告知一项科学事实，不夹带实验者的主观看法，而科技论文一般是把实验结果作为论证科学观点的根据，并对实验结果进行分析，同时在分析基础上提出作者的观点或判断。

（一）实验报告特点

1. 正确性。实验报告的写作对象是科学实验的客观事实，内容科学，表述语言真实、质朴，判断恰当。

2. 客观性。实验报告以客观的科学研究的事实为写作对象，它是对科学实验的过程和结果的真实记录，虽然也要表明对某些问题的观点和意见，但这些观点和意见都是在客观事实的基础上提出的。

3. 确证性。确证性是指实验报告中记载的实验结果能被他人所重复和证实，也就是说，他人按给定的条件去重复这项实验，无论何时何地，都能观察到相同的科学现象，得到同样的结果。

4. 可读性。可读性是指为使读者了解复杂的实验过程，实验报告的写作除了以文字叙述和说明以外，还常常借助画图像、列表格、作曲线图等文式，说明实验的基本原理和各步骤之间的关系，解释实验结果等。

（二）实验报告格式

完整的实验报告一般包括以下内容。

1. 实验名称、实验者姓名、合作者、实验日期（年、月、日）和地点等。

2. 实验目的：介绍实验的目的和研究内容。

3. 实验原理：介绍实验采用的原理和相关理论。

4. 实验器材、材料、方法：列明实验所需的器材、材料以及实验方法的详细过程。

5. 实验步骤：一般记录主要操作步骤，简明扼要，必要时还应该画出实验流程图（实验装置的结构示意图），再配以相应的文字说明等。

6. 实验结果及数据处理：将实验结果清晰的呈现出来，并对实验数据进行处理，实验结果通常可用文字叙述、图表、曲线图等表达方式。

7. 实验分析与讨论：根据实验结果，分析产生的原因、讨论实验的不足之处以及提出改进与完善的建议。

8. 结论：针对实验所能验证的概念、原则或理论所做的简明总结，是从实验结果中归纳出的一般性、概括性的判断，要简练、准确、严谨、客观。

9. 参考文献：列出实验所用到的相关文献和参考书目，以及引用的相关资料。

10. 附录：附上实验过程中的记录、原始数据等相关信息。

11. 个人总结：根据实验的经验和实践，总结个人的收获和经验，体现实验的意义。

附件：

药品研究实验记录暂行规定

第一条　为加强对药品研究的监督管理，保证药品研究实验记录真实、规范、完整，提高药品研究的质量，根据《中华人民共和国药品管理法》《国家档案法》以及药品申报和审批中的有关要求，制定本规定。

第二条　凡在我国为申请药品临床研究或生产上市而从事药品研究的机构，均应遵循本规定。

第三条　药品研究实验记录是指在药品研究过程中，应用实验、观察、调查或资料分析等方法，根据实际情况直接记录或统计形成的各种数据、文字、图表、声像等原始资料。

第四条　实验记录的基本要求：真实、及时、准确、完整，防止漏记和随意涂改。不得伪造、编造数据。

第五条　实验记录的内容通常应包括实验名称、实验目的、实验设计或方案、实验时间、实验材料、实验方法、实验过程、观察指标、实验结果和结果分析等内容。

（一）实验名称：每项实验开始前应首先注明课题名称和实验名称，需保密的课题可用代号。

（二）实验设计或方案：实验设计或方案是实验研究的实施依据。各项实验记录的首页应有一份详细的实验设计或方案，并由设计者和（或）审批者签名。

（三）实验时间：每次实验须按年月日顺序记录实验日期和时间。

（四）实验材料：受试样品和对照品的来源、批号及效期；实验动物的种属、品系、微生物控制级别、来源及合格证编号；实验用菌种（含工程菌）、瘤株、传代细胞系及其来源；其他实验材料的来源和编号或批号；实验仪器设备名称、型号；主要试剂的名称、生产厂家、规格、批号及效期；自制试剂的配制方法、配制时间和保存条件等。实验材料如有变化，应在相应的实验记录中加以说明。

（五）实验环境：根据实验的具体要求，对环境条件敏感的实验，应记录当天的天气情况和实验的微小气候（如光照、通风、洁净度、温度及湿度等）。

（六）实验方法：常规实验方法应在首次实验记录时注明方法来源，并简述主要步骤。改进、创新的实验方法应详细记录实验步骤和操作细节。

（七）实验过程：应详细记录研究过程中的操作，观察到的现象，异常现象的处理及其产生原因，影响因素的分析等。

（八）实验结果：准确记录计量观察指标的实验数据和定性观察指标的实验变化。

（九）结果分析：每次（项）实验结果应做必要的数据处理和分析，并有明确的文字小结。

（十）实验人员：应记录所有参加实验研究的人员。

第六条　实验记录用纸

（一）实验记录必须使用本研究机构统一专用的带有页码编号的实验记录本或科技档案专用纸。记录用纸（包括临床研究用病历报告表）的幅面，由研究单位根据需要设定。

（二）计算机、自动记录仪器打印的图表和数据资料，临床研究中的检验报告书、体检表、知情同意书等应按顺序粘贴在记录本或记录纸或病历报告表的相应位置上，并在相应处注明实验日期和时间；不宜粘贴的，可另行整理装订成册并加以编号，同时在记录本相应处注明，以便查对。

（三）实验记录本或记录纸应保持完整，不得缺页或挖补；如有缺、漏页，应详细说明原因。

第七条　实验记录的书写

（一）实验记录本（纸）竖用横写，不得使用铅笔。实验记录应用字规范，字迹工整。

（二）常用的外文缩写（包括实验试剂的外文缩写）应符合规范。首次出现时必须用中文加以注释。实验记录中属译文的应注明其外文名称。

（三）实验记录应使用规范的专业术语，计量单位应采用国际标准计量单位，有效数字的取舍应符合实验要求。

第八条　实验记录不得随意删除、修改或增减数据。如必须修改，须在修改处划一斜线，不可完全涂黑，保证修改前记录能够辨认，并应由修改人签字，注明修改时间及原因。

第九条　实验图片、照片应粘贴在实验记录的相应位置上，底片装在统一制作的底片袋内，编号后另行保存。用热敏纸打印的实验记录，须保留其复印件。

第十条　实验记录应妥善保存，避免水浸、墨污、卷边，保持整洁、完好、无破损、不丢失。

第十一条　实验记录的签署、检查和存档

（一）每次实验结束后，应由实验负责人和记录人在记录后签名。

（二）课题负责人或上一级研究人员要定期检查实验记录，并签署检查意见。

（三）每项研究工作结束后，应按归档要求将药品研究实验记录整理归档。

第十二条　本规定由国家药品监督管理局负责解释。

第十三条　本规定自发布之日起实施。

国家药品监督管理局

二〇〇〇年一月三日